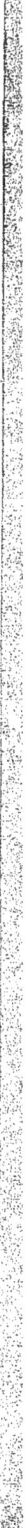

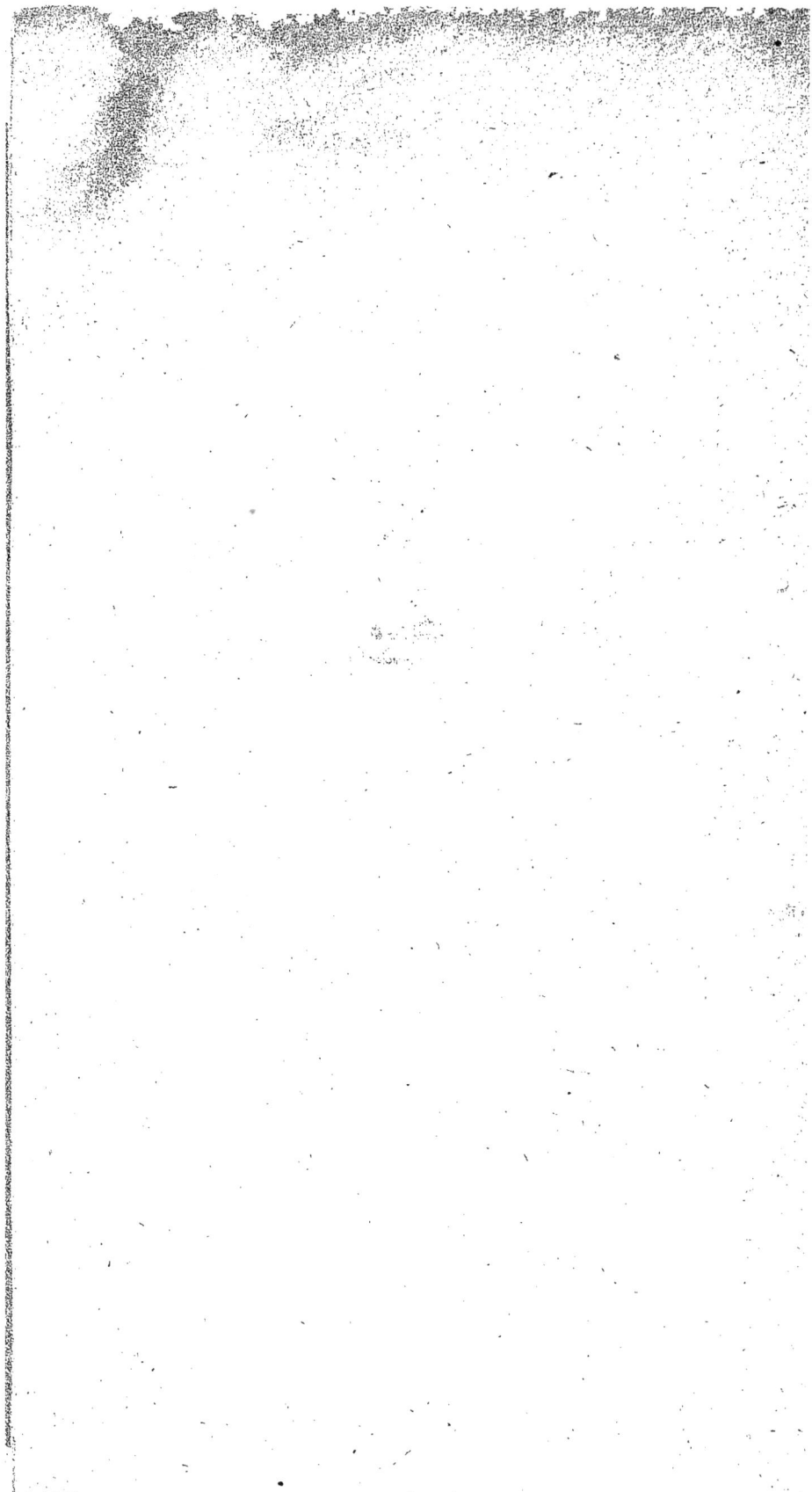

MÉMOIRE

SUR

LA SYPHILIS,

Par M. J.-A.-Aimé PUEL,

DOCTEUR EN MÉDECINE, CHIRURGIEN AIDE-MAJOR AU 7me
ESCADRON DU TRAIN D'ARTILLERIE; MEMBRE DE
PLUSIEURS SOCIÉTÉS SAVANTES, etc.

Qui a concouru pour le Prix proposé par la Société royale
de Médecine de Marseille, pour l'année 1827, et auquel
il a été décerné une Médaille d'or, à titre d'encouragement.

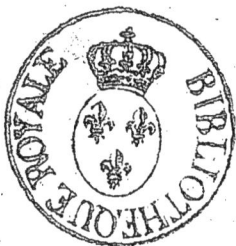

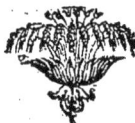

MARSEILLE.

IMPRIMERIE D'ACHARD, RUE SAINT-FERRÉOL, N° 64.

1828.

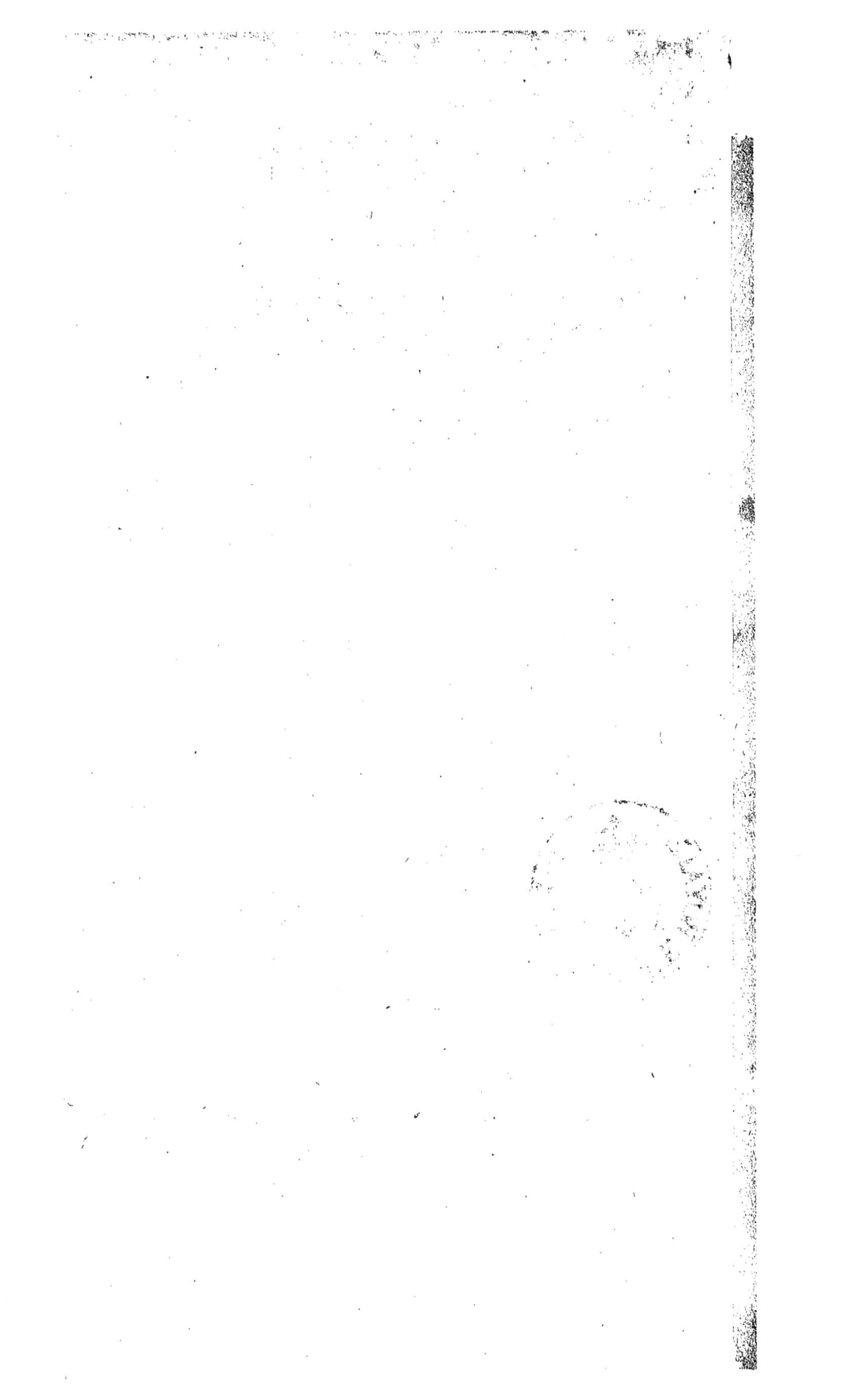

A M. RAMPONT,

DOCTEUR EN MÉDECINE, ANCIEN MÉDECIN EN CHEF D'ARMÉE, MÉDECIN EN CHEF ET PREMIER PROFESSEUR DE L'HOPITAL MILITAIRE D'INSTRUCTION DE METZ, MEMBRE DE PLUSIEURS SOCIÉTÉS SAVANTES NATIONALES ET ÉTRANGÈRES, OFFICIER DE L'ORDRE ROYAL DE LA LÉGION D'HONNEUR, CHEVALIER DE L'ORDRE ROYAL DE CHARLES III D'ESPAGNE, &c.

Comme un témoignage de reconnaissance pour la bienveillance dont il m'a toujours honoré.

J.=A.=A. Puel.

AVANT-PROPOS.

Quoique les maladies vénériennes aient fait éclore une quantité considérable d'écrits et qu'elles aient été depuis le xvme siècle le sujet des recherches d'un grand nombre de médecins, l'on est encore bien loin d'être d'accord sur leur essence et le traitement qui est le plus approprié à leurs divers symptômes. Leur théorie a varié si souvent et la thérapeutique en a été si long-tems abandonnée à l'empirisme qu'il n'est pas étonnant que leur étude puisse offrir encore plusieurs points à éclaircir.

Cependant B. BELL et HUNTER en Angleterre, MM. SWEDIAUR, BRU, CULLERIER oncle et neveu, LAGNEAU, etc., en France, avaient commencé par leurs travaux la révolution médicale qui s'est faite relativement à la syphilis depuis la réforme salutaire introduite par M. BROUSSAIS dans les théories médicales et la thérapeutique.

En 1811, il parut un mémoire dont l'auteur est resté inconnu et qui était intitulé *de la non existence du virus vénérien.* Quoique cet écrit choquât toutes les opinions reçues, il fut alors peu remarqué, sans doute parce que son auteur n'étayait d'aucune preuve sa théorie nouvelle. Il était même à-peu-près oublié, lorsqu'en 1816,

I

M. le docteur Jourdan développa la même opinion dans un journal [1] par une suite d'articles aussi remarquables par le style que par une vaste érudition. Depuis, ce médecin a publié un traité *ex professo* [2] où le dogme de la non - existence du virus vénérien se trouve exposé avec un talent très-remarquable. Malheureusement ce travail, à la place des faits, n'offre au praticien impartial qui cherche de bonne foi la vérité, que de brillantes théories dépourvues des preuves nécessaires pour appuyer une doctrine destinée à renverser de fond en comble celle qui a été professée depuis près de quatre siècles par les médecins de tous les pays.

Le même reproche ne pourrait sans injustice être adressé à M. le docteur Richond qui vient tout récemment, dans un ouvrage sur le même sujet [3], de développer à-peu-près les mêmes opinions que M. Jourdan sur la nature et le traitement des maladies vénériennes. Mais dans le nombre des observations qu'il contient, il en est beaucoup qui nous ont paru incomplettes; en médecine plus que dans aucune autre science, il est toujours dangereux, observe Swediaur, de tirer des conclusions générales de quelques faits particuliers souvent mal déterminés.

[1] Journal universel des sciences médicales, année 1816.
[2] Traité complet des maladies vénériennes, 2 vol., 1826.
[3] De la non-contagion du virus vénérien, etc., 3 vol., 1826 et 1827.

Si on réunit à ces travaux des médecins français ceux antérieurs des auteurs contemporains anglais, américains et portugais : tels que Guthrie, Thompson, Rose, Thomas Harris, Fergusson, Carmichael, etc., on aura à-peu-près la liste de ceux qui ont envisagé les maladies vénériennes sous un point de vue différent de celui des médecins du dernier siècle.

Le mémoire que j'ai l'honneur d'adresser à la société royale de médecine de Marseille embrasse un sujet trop vaste pour être traité convenablement en quelques pages; d'ailleurs il eût fallu pour cela des connaissances que je suis loin de posséder. Si je me suis attaché à réunir, dans cette esquisse, les faits principaux consignés dans les auteurs, j'ai aussi cherché à mettre à profit mes observations dans les hôpitaux et les faits puisés dans ma pratique particulière.

Mais si je reconnais ma faiblesse pour remplir toutes les conditions imposées pour le concours ouvert par la société, j'ai pour excuse le zèle qui m'anime et le désir de concourir de mes faibles lumières à éclairer cette partie trop négligée de la médecine. Je me croirai bien récompensé de mes efforts, si elle me juge digne d'être admis au nombre de ses membres correspondans.

Ce mémoire sera divisé en trois parties :

Dans la première, qui est une esquisse de l'état actuel de nos connaissances sur la syphilis, je passe successivement en revue, 1° l'antiquité

*

présumée des maladies vénériennes, et par conséquent leur non importation du continent américain ; 2º les diverses théories professées sur leur développement et leur propagation ; 3º l'examen des signes distinctifs des divers symptômes réputés syphilitiques ; 4º l'examen des circonstances et de l'espèce de traitement qui favorisent le plus le développement des symptômes secondaires ; 5º enfin, les divers moyens thérapeutiques qu'on a proposés contre ces maladies.

La deuxième partie offre le tableau des affections syphilitiques primitives des parties génitales en particulier.

Dans la troisième, je décris le traitement local et général de ces différens symptômes primitifs après lequel on observe le plus rarement la manifestation des accidens consécutifs.

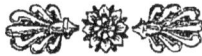

MÉMOIRE

SUR CETTE QUESTION:

1° Quel est l'état actuel de nos connaissances sur les maladies primitives des parties génitales, réputées syphilitiques ?

2° Détailler ces mêmes affections et leurs périodes où le mercure est utile, inutile ou nuisible ;

3° Déterminer le traitement local et général de ces maladies après lequel on voit survenir le plus rarement des symptômes consécutifs & secondaires, dans un climat comme celui de la France.

PREMIÈRE PARTIE.

État actuel de nos connaissances sur les affections syphilitiques en général.

1° Les maladies primitives des parties génitales, réputées syphilitiques, étaient-elles connues des anciens ?

LES affections des organes génitaux des deux sexes, désignées sous le nom de vénériennes ou syphilitiques, étaient connues des anciens. Pour s'en convaincre, on n'a qu'à consulter les écrits d'HIPPOCRATE, GALIEN, PARACELSE, DIOSCORIDE, CELSE, FRACASTOR, ceux des médecins arabes, etc. Les livres religieux des Juifs où ces maladies se trouvent désignées d'une manière non équivoque en font foi ; et l'exactitude des descriptions qu'en donnent GUY DE CHAULIAC et SALICET ne peut laisser le moindre doute sur l'identité de ces maladies des organes sexuels avec celles qu'on désigne sous le nom collectif de syphilitiques.

Parmi les écrivains plus modernes qui se sont le plus occupés de recherches sur l'origine de la syphilis, quelques-uns soupçonnent et d'autres assurent qu'elle était connue long-tems avant la découverte du nouveau monde. HALLER, SPRENGELL, FORSTER, BELL, HENSLER, BECKET, SANCHEZ, BOSQUILLON, GRUNNER d'Iéna, LAGNEAU, JOURDAN, RICHOND, etc., se sont prononcés pour son antiquité.

Si l'on admet que la syphilis était connue des anciens, il devient inutile de discuter la question de son importation d'Amérique. Ce sujet plus curieux qu'utile, n'intéresse guère que l'histoire de l'art et ne peut recevoir ici que très-peu de développemens.

Vers la fin du xvme siècle, à-peu-près à l'époque du premier retour de CRISTOPHE COLOMB du continent américain, une épidémie affreuse se manifesta presqu'en même tems dans plusieurs contrées de l'Europe. Elle sévit avec violence pendant plusieurs années, produisit de grands désastres, s'adoucit peu-à-peu et finit par disparaître.

M. JOURDAN pense qu'elle fut une suite de la maladie *marranique*, sorte de typhus dont fut atteinte la population juive que dans l'année 1492, FERDINAND, roi d'Espagne, expulsa de ses états. Ces malheureux marranes, comme on les

appelait, transportés en France, en Italie, et en
Afrique, dépourvus de tout moyen d'existence,
plongés dans la misère la plus profonde, se trou-
vèrent dans les circonstances les plus favorables
pour le développement d'une épidémie. L'émi-
gration de ces familles dans ces diverses contrées,
devint, suivant le médecin que nous venons de
citer, la cause la plus active du développement
de l'épidémie affreuse qui régna à cette époque.

M. Richond pense que le grand nombre de maladies des organes génitaux, observés vers l'an
1493 et 1494, doit être attribué à l'influence
sympathique exercée sur ces parties par les éruptions cutanées développées par l'épidémie.

Selon Swediaur, la syphilis fut originellement
transportée d'un climat chaud en Europe où elle
a exercé, suivant le témoignage de tous les auteurs
contemporains, des ravages terribles, de même
que de nos jours transportée au *Canada*, elle y
produisit les symptômes les plus affreux et semblables à ceux qui se sont manifestés à son apparition en Europe.

Je considère l'épidémie du xvme siècle comme
étrangère à la syphilis. Je ne serais pas éloigné de
croire qu'elle se combina avec les maladies des
parties génitales qui existaient déjà, et qu'elle
leur imprima des modifications qui en ont fait
une affection telle à-peu-près qu'elle existe aujourd'hui. Cette maladie nouvelle fixa l'attention
des médecins contemporains ; et comme son ap-

parition coïncida avec la découverte du nouveau monde, ils en tirèrent cette conséquence que la vérole était originaire du nouvel hémisphère découvert par Colomb. Cette maladie caractérisée dans son principe par des symptômes très-graves, diminua insensiblement d'intensité; et peut-être par la succession des tems s'affaiblira-t-elle encore davantage, et finira si non par disparaître du moins par devenir très-légère. Si cette opinion, déjà émise par Swediaur, n'est qu'une conjecture, elle est au moins consolante pour l'avenir.

Quoiqu'il en soit, il paraît que de tems immémorial les affections des parties génitales furent connues; que l'épidémie du xvme siècle leur a imprimé des modifications remarquables; que leurs phénomènes les plus graves ont diminué d'intensité et que quelques-uns ont tout-à-fait disparu.

2° Quelles sont les diverses théories par lesquelles on cherche à expliquer le développement et la propagation des affections syphilitiques.

Sans parler des causes diverses auxquelles les anciens médecins attribuaient les affections vénériennes, nous allons examiner rapidement les principales théories par lesquelles on explique aujourd'hui leur formation et leur propagation.

La plus ancienne qui est aussi la plus généralement admise par la plupart des praticiens, reconnaît l'existence d'un principe particulier et spécifique qu'on nomme *virus syphilitique* dont l'action spéciale sur les liquides et les solides de l'économie détermine tous les accidens qui signalent la présence de ces maladies. Ainsi, si après des rapports intimes avec une femme suspecte il se développe chez un individu une urétrite, des ulcères ou un bubon, il reste exposé, si ces symptômes ne sont pas efficacement combattus par le mercure, il reste exposé, dis-je, à une série de phénomènes divers dont l'ensemble constitue la vérole confirmée, phénomènes qui sont alors le produit de l'absorption du virus et de son transport dans la masse des humeurs. Cette proposition forme la base de la théorie admise encore par un très-grand nombre de médecins. Parmi ceux qui professent cette opinion, il en est qui regardent l'absorption du virus comme succédant immédiatement à l'infection, et admettent la nécessité, dans tous les cas, de recourir à un traitement général pour neutraliser l'action de ce principe inconnu sans reconnaître l'utilité d'un traitement local qu'ils négligent la plupart du tems. D'autres praticiens, quoique partisans d'un virus, persuadés qu'il reste plus ou moins de tems stationnaire dans la partie primitivement affectée, et que ce n'est que secondairement que le reste de l'économie se ressent de son impression, attachent plus d'importance au traitement local des symptômes de la maladie, mais prescrivent par précaution l'emploi des mercuriaux à titre de spécifiques pour prévenir l'infection générale.

HUNTER rapporte les phénomènes morbides à l'irritation des tissus vivaces, en admettant toutefois un virus. Il pense que les sympathies mises en jeu par l'action purement locale de ce principe inconnu, sont de nature à provoquer dans les parties irritées d'une manière secondaire des mouvemens semblables à ceux que le virus avait produits dans les parties primitivement affectées, des imitations plus ou moins parfaites de l'excitation primordiale. Ainsi HUNTER, tout en admettant l'action de ce principe, refuse de reconnaître une infection générale de l'économie chez un individu affecté d'un ou de plusieurs symptômes consécutifs. Il pense que les phénomènes divers qui sont alors produits sont locaux, peuvent être guéris par des moyens directs, et que le pus qu'ils forment n'est pas virulent.

L'opinion du médecin anglais se rapproche beaucoup de celle de M. BROUSSAIS. Celui-ci adopte la théorie de la sympathie, mais sans renoncer à l'idée que les effets secondaires de la syphilis constituent une maladie distincte, ayant son cours nécessaire. Suivant lui, les premiers symptômes irritatifs se répètent sympathiquement sur les tissus analogues de l'économie, d'où ils passent à d'autres; car plus ils se répètent, plus ils tendent à se répéter, tendance qui est une loi de l'économie. Il résulte de là qu'au bout d'un certain tems, la syphilis forme une diathèse, c'est-à-dire, une aptitude particulière de divers tissus à répéter les diverses irritations qui les affectent.

Quelques médecins modernes, parmi lesquels on distingue Mrs Jourdan, Richond, Dubled, etc., nient l'existence du virus. Ils appellent vénériens tous les symptômes qui se manifestent aux parties génitales des deux sexes à la suite de l'acte qui résulte de leur union, dans lequel acte une surface saine s'est trouvée en contact avec une surface ulcérée ou enflammée; tous ces symptômes sont pour eux de même nature et ne diffèrent que par le degré d'intensité. Ils rangent dans le même ordre les symptômes qui éclatent dans des parties plus ou moins éloignées du point qui a été primitivement affecté, ce qui établit la distinction des maladies vénériennes en primitives et consécutives. (Jourdan.)

Des causes étrangères à l'acte vénérien donnent lieu fréquemment au développement, dans les mêmes parties, de phénomènes semblables à ceux que cet acte peut produire. Ces phlegmasies, ces ulcérations sont-elles susceptibles de déterminer les mêmes accidens? sont-elles contagieuses dans certaines circonstances? Les médecins, dont nous exposons la théorie, admettent une similitude parfaite entre les symptômes qui se développent aux organes génitaux à la suite de l'infection vénérienne et ceux qui se manifestent après toute autre cause. Les affections de ces parties, qu'elles soient ou non le résultat du contact vénérien, revêtent, en effet, souvent les mêmes formes ; mais si dans le premier cas elles ont pour caractère spécial de se transmettre par contact immédiat, on ne peut que très-rarement admettre la possibilité de cette transmission pour les phlegmasies ou les ulcérations dont l'origine n'est pas vénérienne. Il est bon de faire remarquer cependant qu'il arrive souvent que des femmes très-saines, d'ailleurs, mais qui sont affectées de fleurs blanches ou qui négligent les soins de propreté, occasionent chez les hommes qui ont des rapports intimes avec elles des phlegmasies, (urétrites) qui n'ont aucun caractère spécial qui les distingue de celles qui résultent de la contagion syphilitique ; on rencontre aussi des sujets privilégiés qui peuvent impunément communiquer avec des femmes infectées de vérole.

Les mêmes médecins considèrent les symptômes syphilitiques primitifs comme le résultat de l'irritation causée sur les surfaces vivantes par le pus secrété par les membranes muqueuses enflammées ou ulcérées. Les symptômes secondaires tiennent, selon eux, à la sympathie qui existe entre toutes les parties de l'économie : ils objectent que le virus vénérien ne produit pas d'effets identiques ; que pendant le cours d'un traitement de ses effets immédiats, on peut, en s'exposant de nouveau à la contagion, donner lieu à de nouveaux effets ; qu'on n'est point affranchi par une première infection, d'infections subséquentes ; que certains qu'on attribue à son action peuvent se développer sans qu'on puisse prouver que cette action ait été mise en jeu ; enfin, que des effets semblables peuvent avoir lieu pour des causes tout-à-fait étrangères à lui.

Ces objections sont spécieuses et non sans réplique. Elles ne prouvent pas contre l'existence d'un principe inconnu comme première cause des symptômes syphilitiques ; parce que dans la discussion de cette question on prend pour terme de comparaison ce qui arrive dans l'inoculation de la variole ou du vaccin. Comme on ne connait pas l'essence des virus et la manière dont ils se comportent dans l'économie, il n'y a pas lieu à établir de comparaison dans leur action. La sympathie n'explique pas la série des phénomènes qui dérivent de l'impression du virus ; par ce mot, on exprime seulement l'enchaînement et la coordination des faits sans rien préjuger sur leur cause prochaine. Il résulte de là que ces médecins laissent la question insoluble, ne s'en occupent pas et se bornent à exposer la marche de la maladie telle qu'ils l'entendent, sans s'embarrasser de la cause la plus puissante.

Après avoir rapporté les diverses opinions des auteurs modernes sur l'existence du virus syphilitique, est-il possible, dans l'état actuel de nos connaissances, de répondre à la question de savoir si les symptômes de la syphilis se manifestent parce qu'il y a eu absorption d'un virus, ou si leur développement doit être considéré comme un phénomène de l'irritation ? Je dirai avec franchise que dans mon opinion les faits manquent encore pour résoudre d'une manière absolue cette question importante. Mais alors même que je serais porté à admettre un virus comme principe des affections syphilitiques, je ne croirais pas à l'existence d'un moyen unique et spécifique pour les combattre.

Le virus vénérien, cause probable de la plupart des symptômes vénériens, est pour moi un principe de nature inconnue, inaccessible aux sens, propre à l'espèce humaine quoique des expériences aient prouvé qu'il pouvait être inoculé à certains animaux domestiques ; ne se transmettant dans la plupart des cas que par contact immédiat ou par les voies de la génération, et développant une inflammation de nature spéciale dans les parties avec lesquelles il a été mis en rapport. Mais la syphilis peut-elle se développer spontanément, comme quelques faits sembleraient le prouver ? Les symptômes secondaires dont l'ensemble constitue ce que les auteurs appellent vérole confirmée ou constitutionnelle dépendent-ils toujours de l'absorption du virus ? Celui-ci est-il susceptible d'être inoculé artificiellement ? Enfin, en admettant l'existence de ce principe comme cause unique de la syphilis, faut-il renoncer à guérir les accidens qui résultent de son impression autrement que par un moyen spécifique ?... Nous aurons occasion de répondre à ces divers questions dans cette première partie de ce mémoire.

La contagion que jusqu'ici personne n'a contestée, est pour moi la preuve la plus positive de l'existence du virus vénérien; sans son secours je ne saurais me rendre raison des phénomènes anomaux et si remarquables qui résultent de son impression. S'il n'a pas la faculté de reproduire toujours une maladie identique, il résulte presque toujours de son inoculation un ou plusieurs symptômes spéciaux ayant le privilége de développer si non le même au moins un phénomène qui a pour caractère fondamental la contagion. Mais, répondra-t-on, des expériences ont prouvé qu'on ne parvenait pas à inoculer ce virus. Le fait rapporté par M. DUBLED n'est rien moins que concluant, puisqu'il est reconnu que pour qu'il y ait contagion, il faut que les organes mis en rapport avec ceux qui sont infectés soient dans un état d'orgasme, et que la disposition physique ou morale du sujet influe sur l'intensité et la manifestation de son action.

Relativement à la possibilité d'inoculer artificiellement la syphilis, il y a beaucoup de dissidence dans les auteurs. BRU, EVANS, DUBLED, etc., n'ont pu réussir dans leurs essais, tandis que MM. CULLERIER neveu, RIBES, PERCY, etc., prétendent avoir réussi.

Percy croyait si bien à la possibilité de cette inoculation, qu'il l'a proposée, dès l'année 1778, comme un moyen capable de rendre une vérole ancienne qui a long-tems résisté au mercure plus susceptible d'être guérie par ce métal. Ce chirurgien célèbre a eu depuis occasion de faire quelques expériences qui ne laissent, dit-il, aucun doute, non seulement sur la possibilité de l'inoculation artificielle du virus vénérien, mais encore sur les changemens qu'éprouvent par ce moyen les syphilis chroniques.

M. Cullerier neveu croit aussi à la possibilité de communiquer la syphilis au moyen de l'inoculation. Son opinion est basée sur des expériences qu'il a faites et qui sont consignées dans les *Archives générales de médecine*, tom. XII, pag. 63.

Dans le même ouvrage se trouve insérée une observation de M. Ribes, où l'inoculation de la matière d'une urétrite a réussi chez un militaire invalide à produire un ulcère qui a modifié avantageusement une ophthalmie chronique dont il était atteint.

En 1820, j'ai été témoin à l'hôpital militaire d'instruction de Metz, de plusieurs tentatives faites par M. Charmeil pour inoculer la matière fournie par l'urétrite, sans qu'on y soit parvenu une seule fois malgré un grand nombre d'essais.

M. le docteur Dubled a lu à l'académie royale de médecine une notice sur l'inoculation syphilitique où il cherche à démontrer la non-existence du virus parce que l'inoculation du pus recueilli sur la surface d'un ulcère vénérien n'a pas donné lieu à la contagion. Mais M. DUBLED n'a pas pratiqué cette expérience dans les circonstances propres à en favoriser le succès, puisque le pénis n'était pas en érection; ainsi, c'est mal-à-propos que ce médecin conclut de son observation qu'il n'y a pas de virus.

HUNTER [1] l'un des médecins qui ont émis les idées les plus claires sur les maladies qui nous occupent, rapporte dans son ouvrage diverses expériences relatives à l'inoculation syphilitique qui ont eu les résultats suivans : lorsqu'il a inoculé la matière d'un écoulement ou d'un ulcère récent, il a donné lieu presque toujours à un symptôme syphilitique, phlegmasie ou ulcération; mais l'inoculation du produit d'un ulcère secondaire ou d'une urétrite chronique est toujours restée sans résultats. BELL avait déjà fait à-peu-près les mêmes remarques.

Les médecins qui n'admettent pas de virus syphilitique sont conséquens en rejetant l'hérédité des affections vénériennes. En reconnaissant celle-ci, ils ne pourraient plus nier l'influence d'un principe dont l'impression sur le fœtus renfermé dans le sein de sa mère démontrerait l'activité. Aussi, pour éviter la difficulté ils ne craignent pas de récuser les observations les plus authentiques,

[1] Traité des maux vénériens.

en disant que si, dans quelques circonstances, les
enfans après leur naissance présentent des symptômes syphilitiques, ils les contractent au passage
à travers un vagin et une vulve ulcérés. Les faits
les mieux observés viennent en foule démentir
une pareille assertion. Les auteurs et ROSEN entr'autres, citent des observations d'enfans venus
au monde avec des symptômes de syphilis, quoique leur mère n'offrît aucune trace de cette
maladie. Un horloger que nous avons connu à
Paris, après avoir eu plusieurs maladies vénériennes dont il était incomplètement guéri quoiqu'il
n'eût actuellement aucun symptôme local aux
parties génitales, se maria avec une personne
jouissant de la meilleure santé. Au bout d'un an,
son épouse mit au monde un enfant mâle qui
était couvert de pustules sur le cuir chevelu et
d'ulcérations à la bouche et à l'anus. Il mourut
trois mois après, et cependant l'examen le plus
attentif des parties génitales de la mère ne put
faire apercevoir la moindre trace d'affection vénérienne.

Je conviendrai avec M. BERTIN qu'on a trop
multiplié les symptômes caractéristiques de la syphilis des nouveau-nés. Il est certaines éruptions,
ulcérations de la bouche et des écoulemens des
parties génitales tenant à d'autres causes qu'on a
rangé mal-à-propos parmi les symptômes vénériens. Les signes équivoques assignés par les auteurs à ces symptômes et le vague qui a régné

trop long-tems sur cette question, ont fait révoquer en doute par quelques praticiens modernes
la possibilité de la transmission de la syphilis
dans la fécondation. Le contraire est hors de
doute, quoique nous ne prétendions pas nier
que l'enfant ne puisse quelquefois contracter
cette maladie au moment de son passage à travers les parties génitales de sa mère attaquée de
syphilis. Pourquoi répugnerait-il à la raison
d'admettre la transmission de cette maladie à
l'embryon au moment de la fécondation du germe par le père ou la mère affectés actuellement,
lorsque l'observation journalière prouve que la
cécité, la phthisie, les scrofules, etc., sont souvent héréditaires. Les maladies ne peuvent-elles
se transmettre comme les traits du visage, le son
de la voix, les habitudes, le caractère, etc.
D'ailleurs, les faits prouvent mieux que les plus
brillantes théories; et la thèse que nous soute-
nons est prouvée jusqu'à l'évidence par l'observation.

Tout en admettant l'hérédité de la syphilis, je
ne pense pas que le virus laisse des traces qui
puissent rester cachées pendant plusieurs années
et qui ne se développent que vers l'âge de la pu-
berté ou le déclin de la vie, comme on le trouve
écrit dans quelques ouvrages. Lorsque l'enfant a
puisé avec la vie ou en venant au monde le germe
de cette maladie, elle se manifeste au moment de
la naissance ou très-peu de tems après.

★

La syphilis est-elle susceptible de se développer spontanément dans quelques circonstances sans infection préalable ? M. CULLERIER oncle le pense [1] et l'opinion de ce praticien est pour nous d'un très-grand poids.

En 1821, M. STOCK, officier de santé, à St-Avold, département de la Mozelle, adressa à la société de médecine de Metz, un mémoire où il fait l'exposé d'une maladie contagieuse de nature syphilitique analogue à celle qui a été observée en 1800 à Scherlievo. Cette maladie, qui existe depuis 1816 dans les communes de Carling et de L'hôpital, canton de St-Avold, et qui date précisément de l'occupation de ce pays par les Bavarois, est caractérisée par des pustules à la peau et surtout aux parties génitales, des végétations, etc. M. STOCK l'ayant observée sur plus de 50 personnes, s'est assuré que la transmission s'opérait indépendamment du coït, par le toucher, les vêtemens, les ustensiles de cuisine et le coucher surtout avec une personne infectée. Les formes qu'elle affecte sont tantôt des pustules ou des végétations, d'autres fois, des ulcérations aux parties génitales ou à la bouche.

Tout en rapportant les succès qu'il a dus à l'emploi du mercure et des sudorifiques, M. STOCK fait remarquer que plusieurs de ces maladies ont été guéries sans remède. Il fait aussi observer

[1] Journal général de médecine, tom. XLII, pag. 19.

que la difficulté d'en obtenir la guérison peut
être attribuée à la misère des deux communes et
à la malpropreté de leurs habitans.

Cette affection offre quelques points de ressemblance avec celle dont M. WILLAUME, chirurgien en chef de l'hôpital militaire de Metz, a
donné l'observation dans le 5me volume du
*Recueil des mémoires de médecine, de chirurgie
et de pharmacie militaires*. Il résulte du fait rapporté par ce médecin que dans quelques circonstances qui modifient la maladie, le contact mé-
diat suffit pour donner lieu à la contagion.

La maladie de Scherlievo justifie jusqu'à un
certain point cette opinion. En effet, éclairés
par les observations des docteurs CAMBIERI et BA-
GNERIS, les commissaires nommés par la société de
médecine de Paris restèrent d'accord que cette
affection s'était déclarée spontanément par le concours de beaucoup de causes à l'influence desquelles sont exposés les habitans, telles que la
malpropreté du corps et des vêtemens, l'humi-
dité du sol, la petitesse des habitations et la
mauvaise qualité des alimens.

Les mêmes causes d'insalubrité ont eu sans
doute la même influence sur le développement
de la syphilis observée au Canada dont nous devons la description à BOWMAN. Le *yaws* endémique dans plusieurs parties de l'Afrique, le *sib-
bens* des Ecossais particulièrement endémique à
Galoway si bien décrit par GILCHRIST semblent

encore confirmer l'existence des mêmes causes de génération. La maladie qui s'est développée, il y a quelques années, à Chavannes (Haute-Saône) n'a pas eu non plus d'autre origine.

Si la syphilis a eu les mêmes caractères à l'époque où on rapporte sa première apparition en Europe, les mêmes causes qui lui ont donné naissance dans les circonstances que nous venons d'énumérer n'auraient-elles pas pu alors favoriser sa manifestation ?

Je pense d'ailleurs, comme la plupart des médecins qui ont eu occasion d'observer cette modification de la syphilis, que les moyens les plus efficaces pour la combattre et lui faire perdre le caractère épidémique doivent consister surtout dans l'observation la plus rigoureuse des préceptes de l'hygiène.

3° Les phlegmasies ou ulcérations primitives des parties génitales ont-elles des caractères invariables qui puissent toujours les faire distinguer de ces symptômes provenant d'une autre cause ?

Les affections vénériennes primitives sont presque toujours, à part quelques circonstances rares, le résultat d'un contact immédiat et s'observent le plus souvent dans la région du corps dont la situation permet d'y appliquer, soit une surface atteinte d'inflammation ou d'ulcération syphilitique, soit le liquide exhalé par ces surfaces enflammées ou ulcérées. Je range dans la même catégorie les symptômes sympathiques, qui se manifestent dans des parties plus ou moins éloignées de celles qui sont le siége des accidens vénériens primitifs. Ainsi les bubons (adénites) qui compliquent si souvent les phlegmasies et surtout les ulcérations des membranes, sont encore des symptômes primitifs sympathiques. Ces inflammations ganglionnaires tiennent à la sympathie qui existe entre les membranes et les ganglions auxquels aboutissent leurs vaisseaux sympathiques. Après les adénites viennent les phlegmasies, les ulcérations et les végétations des membranes muqueuses autres que celles qui ont été primitivement affectées, mais qui ne diffèrent point des mêmes maladies provoquées par une cause directe. Tous ces symptômes sympathiques et d'autres, que j'indiquerai dans la deuxième partie de ce mémoire, doivent être rangés parmi les accidens primitifs.

Les symptômes primitifs de la syphilis se manifestent donc sous cinq formes différentes :

1º De phlegmasies des membranes muqueuses dans lesquelles les follicules sont spécialement affectés, comme cela arrive dans la blennorragie chez les deux sexes (*urétrite*, *urétro-vaginite*); la phlegmasie de la plupart des muqueuses qui communiquent au dehors, telles sont celles du rectum, des yeux, des oreilles, etc. Toutes ces maladies présentent les caractères de l'inflammation, chaleur, rougeur, douleur, tuméfaction, suspension de la secrétion dans la membrane muqueuse qui en est le siége, puis écoulement muqueux très-abondant et par suite épaississement du tissu enflammé.

2º La seconde forme des symptômes primitifs se rapporte aux phlegmasies ulcératives et porte le nom de *chancres*. Ce sont de petits ulcères de forme et d'aspect variables selon leur siége et l'intensité de l'inflammation ; on les observe à la peau et aux portions des membranes muqueuses voisines de l'extérieur.

3º La troisième espèce des symptômes primitifs se manifeste sur la peau sous forme de pustules; espèces de boutons, d'éminences, s'élevant très-peu au-dessus du niveau de la peau, se crévant et fournissant une exsudation plus ou moins sèche et plus ou moins adhérente. Ce symptôme est plus souvent consécutif que primitif.

4º La quatrième forme des symptômes primitifs (*adénites*) consiste dans l'inflammation des ganglions sympathiques les plus voisins du lieu qui est le siége de la maladie. Ce n'est pas précisément dans le lieu contagié que ces ganglions se développent : lorsque l'infection a porté sur le pénis, c'est aux aînes ; au cou lorsqu'elle a été transmise par la bouche ; enfin, aux ganglions axillaires lorsque les doigts écorchés ont reçu l'impression du virus.

5º Une cinquième forme que peuvent prendre les symptômes primitifs consiste dans le développement de productions anormales qui s'observent sur les membranes muqueuses et quelquefois sur la peau. On les comprend sous le nom générique d'excroissances ou de végétations qui reçoivent différens noms bizarres, suivant la forme qu'elles affectent.

Mais si, comme l'observation le prouve, il peut se développer aux parties génitales d'un individu sain des phlegmasies ou des ulcérations non syphilitiques, comment parviendra-t-on à les distinguer de celles qui sont le produit de la contagion ? Ces symptômes ont-ils des particularités propres à les faire reconnaître ? La plupart des médecins conviennent que le diagnostic offre, dans quelques circonstances, beaucoup de difficultés.

Les auteurs assignent aux phlegmasies du canal de l'urètre (*urétrites*) pour caractères distinctifs : 1º la couleur jaune verdâtre de l'écoulement ; 2º les douleurs sympathiques du testicule ; 3º l'engorgement des ganglions inguinaux ; 4º l'inflammation de la prostate, etc. Malheureusement tous ces prétendus signes sont illusoires, puisqu'une phlegmasie artificielle du canal de l'urètre, comme Swediaur l'a expérimenté sur lui-même, peut développer tous ces phénomènes. Cependant la courte durée de l'écoulement dans quelques cas, la légèreté des symptômes, les circonstances accessoires, peuvent aider à for-

4

mer le diagnostic. D'ailleurs, la connaissance de l'origine de la maladie n'a pas une très-grande importance, puisque le catarrhe urétral dépendant de la contagion syphilitique ne réclame pas l'usage d'autres moyens que celui qui provient de toute autre cause.

Les caractères assignés aux ulcères vénériens ne sont guères plus certains, quoiqu'il soit vrai de dire que l'erreur n'est pas ici aussi facile. Ces ulcères ont généralement une surface blanchâtre ou grisâtre, souvent couenneuse, leurs bords sont irréguliers, coupés perpendiculairement ; leur base est souvent dure et engorgée. Au reste, leur aspect et leur forme sont subordonnés, ainsi que je l'ai déjà fait remarquer, à l'intensité de l'inflammation qui les accompagne et aussi à la partie où ils ont leur siége. La difficulté d'obtenir leur guérison par les seuls topiques est un signe infidèle, puisque l'expérience prouve qu'il a suffi souvent d'un simple traitement local pour procurer la guérison d'ulcérations dont l'origine syphilitique ne pouvait être douteuse. Les ulcères des parties génitales, qui proviennent de toute autre cause et qui sont d'ailleurs assez rares, n'ont jamais à leur début les caractères que j'ai signalés ; on en obtient la cicatrisation, à quelques exceptions près, en très-peu de jours. Si l'on admettait sans restriction la thèse soutenue par MM. RICHOND et JOURDAN, la plus légère excoriation du prépuce ou du gland pourrait être confondue avec un chancre, et le traitement, dans ces deux cas, ne devrait jamais différer. Je conviendrai, d'ailleurs, avec ces deux médecins, que le diagnostic n'est pas toujours sans difficultés et que le mercure ne peut servir de *pierre de touche*, puisque avec les mêmes apparences extérieures on les voit céder ou résister également à ce métal.

Ce que je viens de dire, relativement aux ulcères des surfaces muqueuses, s'applique à ceux qui ont leur siége sur les tégumens. C'est mal-à-propos, je crois, qu'on a considéré leur forme ronde comme un signe distinctif : il est très-équivoque, ainsi que j'en ai fait l'expérience. Cette forme est peut-être due, comme le prétendent MM. JOURDAN et RICHOND, à l'organisation de la peau.

Ce qui pourrait faire distinguer les éphélides syphilitiques de celles qui dépendent d'une autre cause, c'est que les premières affectent de préférence certaines parties du corps, comme le front, la figure, la face interne des cuisses. Elles se développent bien rarement de prime abord, presque toujours elles succèdent à un ou plusieurs symptômes primitifs. Elles sont d'un aspect varié, ordinairement d'un jaune cuivreux, formant un léger relief sur la peau, et affectant la forme ronde.

Les pustules qui leur succèdent souvent affectent les mêmes parties et offrent un aspect à-peu-près semblable quoiqu'un peu plus foncé. Elles sont aussi le plus souvent le résultat secondaire de la syphilis, quoiqu'elles puissent se manifester de prime abord. Quand on a l'occasion d'examiner anatomiquement les tégumens affectés de pustules, on trouve le corps réticulaire gorgé de sang, ce qui justifie jusqu'à un certain point l'opinion de ceux qui considèrent cet état comme une phlegmasie du derme et du tissu aréolaire de la peau.

On a remarqué que lorsque ce symptôme était secondaire, l'irritation du tube digestif avait l'influence la plus marquée sur sa manifestation. En admettant cette influence, qui s'explique encore par l'étroite sympathie qui unit la peau à la membrane muqueuse gastro-intestinale, je suis loin de méconnaître une cause tout aussi puissante : le virus sypbilitique.

Parmi les causes externes qui donnent lieu à des pustules qui simulent celles qui sont le résultat de la syphilis, l'exercice du cheval et des marches foncées pendant les chaleurs de l'été tiennent le premier rang. Cette éruption se manifeste particulièrement à l'intérieur des cuisses et à la marge de l'anus, et s'observe chez les jeunes soldats peu faits à l'exercice de l'équitation, surtout lorsqu'ils négligent les soins de propreté : elle paraît sous forme de boutons d'un rouge foncé, aplatis et entourés d'une auréole inflammatoire. Elle cède, pour l'ordinaire, à l'usage

des bains tièdes, des lotions émollientes et du
repos; tandis que ces moyens sont insuffisans
pour remédier à celles qui se manifestent à l'occasion de la syphilis. Il m'est arrivé d'observer
des éruptions à-peu-près semblables, développées
par la même cause, mais qui résistaient aux bains,
aux lotions, etc. Des renseignemens ultérieurs que
j'obtenais de ces militaires me faisaient alors reconnaître que si ces phénomènes s'étaient manifestés sous l'influence de la chaleur, de la malpropreté et des frottemens exercés par l'équitation, ils trouvaient leur source dans une affection
syphilitique encore existante ou incomplètement
guérie.

Souvent il se développe aux parties génitales
des excroissances qui dépendent d'une sorte de
supernutrition de tissu, et qui sont tout-à-fait
étrangères à la syphilis. Les courtisanes, dont les
organes génitaux sont exposés à des excitations si
réitérées, offrent des exemples fréquens de ces
sortes de végétations. Quoique celles qui proviennent de la syphilis soient ordinairement inégales,
grénues, rouges, saignantes et douloureuses, ou
blanchâtres à leur sommet et flétries suivant le
degré d'inflammation qui les accompagne, il est
souvent assez difficile de les distinguer, ce qui
du reste n'a pas une grande importance, puisque
un traitement local suffit, dans la plupart des
cas, pour en procurer la guérison.

En résumé, on éprouve souvent de grandes

difficultés pour juger du caractère des symptômes qui se manifestent aux parties génitales ;
« Cependant, l'état de la santé de la personne
« dont le malade croit avoir reçu la maladie ;
« l'examen physique et moral des malades et des
« circonstances qui ont précédé, qui accompa-
« gnent et qui suivent la maladie, peuvent aider
« le médecin à porter un jugement sûr dans la
« plupart des cas. Le diagnostic offre encore plus
« de difficultés chez la femme, parce qu'elle met
« ordinairement peu de franchise dans ses aveux,
« et qu'il est très-facile de confondre les écoule-
« mens vénériens avec les fleurs blanches, *et vice*
« *versâ* [1]. »

4° Les affections primitives des parties génitales, lorsqu'elles
sont abandonnées à elles-mêmes, ou qu'elles ont été traitées
par les seuls moyens locaux, sont-elles suivies plus souvent de symptômes secondaires que lorsqu'on leur a op-
posé le traitement mercuriel ? Toutes les affections de
cette dernière espèce, reconnues par les auteurs, ont-elles
réellement droit à ce nom?

C'est mal-à-propos qu'on a cru pendant long-
tems que les maladies vénériennes primitives en
entraînaient toujours de secondaires à leur suite.
Il résulte des observations de MM. GUTHRIE,
THOMPSON, ROSE, Thomas HARRIS, FERGUSSON, etc.,
que ces affections se guérissent, chez beaucoup de

[1] SWEDIAUR.

sujets, par un traitement purement local, ou
même sans le secours d'aucun moyen thérapeutique, sans être suivies de symptômes consécutifs. Il est bien reconnu aujourd'hui que le nombre de celles à la suite desquelles il survient de
ces derniers est infiniment moins considérable
que le nombre de celles après lesquelles on n'en
voit pas se manifester.

L'époque à laquelle ces symptômes apparais-
sent, a été un grand sujet de controverse. Il y a
encore des médecins qui considèrent comme tels
ceux qui se déclarent pendant la durée actuelle
ou immédiatement après la disparition brusque
d'un symptôme primitif. Nous avons reconnu
précédemment que les affections qui résultaient
du transport sympathique d'une irritation morbide d'une partie sur une autre de structure analogue ou en relation avec elle, soit par suite de la
propagation ou du déplacement métastatique de
cette irritation lorsqu'elle était récente, devaient
être rangées dans la classe des phénomènes primitifs et être traitées comme tels.

Hunter avait cru remarquer que les symptômes vénériens consécutifs suivaient presque toujours une marche régulière et constante dans
leur succession ; et qu'ainsi, ils éclataient successivement dans le système lymphatique, les
membranes muqueuses, le tissu cutané, les systèmes fibreux, osseux, etc. Cependant il n'y a
rien de régulier à cet égard. Cet ordre de succes-

sion se trouve fréquemment interverti, la lésion de tel ou tel système étant toujours subordonnée au tempérament de l'individu, au climat, à la saison et à d'autres circonstances.

La préférence que certains de ces symptômes offrent dans leur manifestation sur telle ou telle partie, n'a rien qui doive étonner celui qui connaît les liens sympathiques qui existent entre les organes génitaux et diverses autres parties. Ainsi, qu'un ulcère à la gorge ou des pustules à la peau se développent, en même tems que les organes génitaux offrent une phlegmasie ou des ulcérations vénériennes, cette succession des symptômes vénériens, qui a été signalée par Hunter, sera conforme aux lois physiologiques. Mais cette explication ne peut faire repousser l'influence d'un principe syphilitique, comme cause première de la manifestation de ce phénomène.

Le nombre des affections secondaires qui ont réellement droit à ce nom, est plus limité que ne le pensaient les auteurs qui ont écrit sur cette matière. Un grand nombre de celles auxquelles on l'applique dépend souvent, ou de causes accidentelles, ou de la manière dont on a administré le traitement mercuriel.

Déjà depuis long-tems, plusieurs médecins tels que Fallope, Hunter, Peyrilhe, Cullerier, etc., avaient signalé les accidens qui étaient résultés de l'administration peu méthodique des préparations mercurielles. Les médecins et chirurgiens anglais et portugais, cités au commencement de cet article, ont surtout fait ressortir les inconvéniens de ce traitement par une série d'observations qu'ils ont recueillies et desquelles il résulte que les accidens secondaires sont fort rares chez les individus traités sans mercure.

L'action de ce métal sur l'économie peut seule déterminer la plupart des symptômes secondaires, comme l'a fait remarquer Swediaur qui appelle maladie mercurielle les phénomènes qui résultent de son emploi peu méthodique ou intempestif.

« C'est, fait observer M. Broussais, dans son « cours, une chose très-fréquente que les irrita- « tions organiques développées par le traitement « mercuriel peu méthodique ; cette surirritation « mercurielle consiste dans une phlegmasie chro- « nique des voies digestives, qui a beaucoup de « disposition à se communiquer aux poumons. « Souvent alors la sensibilité de la peau s'exalte « et devient vulnérable par la moindre cause ; « elle rougit et présente une espèce de disposi- « tion scorbutique. Il faut alors opposer à cet « état la diète, l'usage des adoucissans, du lait, « des sucs d'herbes fraîches et dépourvues de « principes irritans. Ordinairement, observe-t-il « encore, il est très-difficile de revenir aux mer- « curiaux parce que les symptômes d'irritation « se reproduisent avec la plus grande facilité. »

M. Jourdan attribue aussi certaines affections

5

secondaires à l'influence du traitement excitant, du mercuriel principalement.

« C'est toujours, dit M. Richond, à la cause
« déterminante, l'irritation, qu'on doit attribuer
« le développement des maladies des os. C'est,
« ajoute-t-il, une irritation développée soit par
« des causes qui agissent localement, soit par
« des causes éloignées qui agissent sympathique-
« ment, laquelle donne lieu, dans tous les cas,
« au boursouflement du périoste ou de la sub-
« stance osseuse. »

Le fait suivant confirme cette opinion. Un
jeune homme, de 24 ans, me consulta, en 1822,
pour plusieurs exostoses qui s'étaient développées à la face interne des deux tibia. Les douleurs atroces qu'il y ressentait toutes les nuits et
qui le privaient de repos lui en faisaient attribuer le développement à la vérole. En 1817, il
avait eu des chancres au pénis qui avaient cédé
au bout de deux mois à un traitement composé
de 3o frictions mercurielles d'un à deux gros.
Depuis plusieurs mois, ce jeune homme éprouvait
des douleurs obtuses dans les membres, lorsqu'en
voulant franchir au spectacle une banquette il
se fit une forte contusion sur le lieu même où il
ressentait ces douleurs. Dès ce moment, celles-ci
augmentèrent; le tissu osseux se tuméfia progressivement et les exostoses acquirent en quatre
mois la grosseur d'un œuf de pigeon. Je prescri-
vis un régime tempérant, le repos absolu, des

bains, des applications de sangsues autour des tumeurs, des cataplasmes, etc. Ce traitement qui fut suivi, par le malade, avec beaucoup de persévérance, dura trois mois et fut couronné de succès, puisque les tumeurs osseuses diminuèrent notablement et que les douleurs se dissipèrent.

Je conviendrai avec les médecins qui nient l'existence du virus que maintefois, nonobstant toutes les précautions que l'on emploie dans l'administration du mercure, celui-ci donne lieu à des douleurs dans les membres, qu'on aggrave en insistant sur l'usage de ce métal. Le mercure, comme la plupart des moyens qu'on emploie pour combattre la syphilis, a une action puissamment stimulante sur tous les organes et principalement sur la membrane muqueuse gastro-intestinale, son administration quoique bien ménagée donnant souvent lieu à une gastro-entérite, cet accident sera d'autant plus fréquent que le médicament sera administré sans précaution ou qu'on aura à faire à un individu très-impressionable ou actuellement en proie à une phlegmasie viscérale. L'influence de ces phlegmasies sur les systèmes cutané, musculaire et fibreux étant connue, on ne sera plus étonné des douleurs sympathiques qui se manifestent alors dans ces appareils. En comparant ces résultats avec ceux que procure le traitement local combiné, dans quelques circonstances favorables, avec les stimulans à titre de révulsifs, je ne puis me refuser à reconnaître qu'un certain nombre de symptômes consécutifs, dont le développement avait été attribué jusqu'ici à l'influence du virus sur l'économie, ne soit le résultat plus ordinaire de l'usage du mercure. Telles sont des douleurs occupant la profondeur des membres ou la surface du thorax, des éruptions cutanées, etc. Il y a aussi des ulcérations de la bouche qu'on considère trop souvent comme vénériennes et qui sont déterminées ou entretenues par le mercure. M. CULLERIER a parlé depuis long-tems des ulcères mercuriels de la bouche; malheureusement, il n'a pu en assigner les caractères distinctifs.

Mais à quel signe distinguera-t-on les douleurs qui dépendent de la syphilis de celles qui lui sont étrangères? On convient que l'exacerbation nocturne, qui est le caractère le plus constant des premières, ne leur est pas uniquement attribué, puisque dans quelques cas les douleurs rhumatismales acquièrent par la chaleur du lit une nouvelle intensité. Mais ces dernières affectent principalement les muscles ou les articulations, tandis que les douleurs syphilitiques occupent le plus souvent la profondeur des membres, suivent le trajet des os longs, se fixent quelquefois sur d'autres, tels que la clavicule, le sternum, les os du crâne, etc., y développent à la longue une supernutrition de tissu, connue sous le nom de périostose et d'exostose.

En opposition avec les accidens qui résultent

de l'usage des excitans dans le traitement des affections vénériennes, on possède un grand nombre de faits propres à démontrer l'efficacité des antiphlogistiques dans les symptômes consécutifs de la syphilis.

Un régime frugal, la diète, un changement total dans la manière de vivre n'ont-ils pas suffi souvent pour guérir des affections vénériennes qui avaient résisté aux diverses méthodes de traitement consacrées par l'usage? FALLOPPE [1] rapporte que des forçats atteints de divers symptômes de cette maladie ont trouvé leur guérison dans les pénibles travaux des galères. Tous les médecins connaissent l'observation curieuse recueillie par VAN SWIETEN [2]. Un jeune homme avait le corps couvert de pustules vénériennes; il portait sur le sternum, les clavicules et le front des tumeurs osseuses; des douleurs affreuses le tourmentaient durant la nuit. Quatre fois il avait subi le traitement mercuriel jusqu'à la salivation, et trois fois il avait essayé la décoction de gayac. Enfin lassé de toujours attaquer un mal toujours renaissant, devenu à charge à sa famille et à lui-même, il se réfugie, par le conseil de VAN SWIETEN, chez un fermier qui le consacre aux travaux des champs. Un pain grossier et des alimens végétaux composent uniquement sa nourriture. Après six mois de cette vie péni-

---

[1] De morbo gallico, pag. 790.
[2] Comment. in aphor. BOERRH., tom. v, pag. 560.

ble il revient bien guéri dans sa famille; peu après il se marie, et des enfans vigoureux et sains attestent la brillante santé de leur père.

Les succès qu'on obtient journellement du traitement de LAFFECTEUR ne sont pas moins étonnans et tiennent sans doute au régime sévère auquel les malades sont obligés de se soumettre. Si les limites de ce mémoire me le permettaient, je pourrais rapporter plusieurs observations où l'emploi de ce moyen et des autres antiphlogistiques m'a procuré la guérison de maladies vénériennes primitives et secondaires qui avaient résisté aux mercuriaux. Je me bornerai aux deux suivantes.

M. P. . . . ., officier au 7me escadron du train d'artillerie, a eu trois fois divers symptômes vénériens aux parties génitales (*urétrites ou ulcères*) qui ont été combattus par les frictions mercurielles ou la liqueur de VAN SWIETEN. La dernière syphilis, contractée à Madrid, en 1823, fut traitée par les mêmes moyens; il se manifesta peu de tems après un ulcère conséeutif sur la membrane muqueuse nazale. Pour remédier à ce nouveau symptôme on combina les sudorifiques aux mercuriaux. Cependant l'ulcère s'agrandit de plus en plus et détruisit une partie de la cloison du nez. M. P. . . . . resta dans cet état jusqu'en 1825, époque à laquelle son escadron arriva à Metz. Un médecin de cette ville (M. LACRETELLE, chirurgien major de l'hôpital

militaire) qu'il consulta, lui fait subir un nouveau traitement mercuriel qui n'eut aucune influence sur sa maladie, je fus alors appelé. En
examinant au grand jour les fosses nazales, on
découvrait facilement l'ouverture de communication établie entre les deux narines par la des-
truction d'une partie de la cloison. Les bords
de cette ouverture irrégulièrement arrondie,
étaient ulcérés et fournissaient un mucus puru-
lent qui se concrétait et formait ainsi de larges
croûtes que le malade rendait incessamment en
se mouchant. L'odeur exhalée par les fosses
nazales était repoussante : d'ailleurs l'odorat était
perdu et la phonation sensiblement altérée. Ce
fut dans cet état que cet officier se confia à mes
soins au mois de mai 1826. Dégoûté, désespéré
de tant de traitemens inutiles et éprouvant une
répugnance invincible pour le mercure qu'il re-
gardait comme la cause de l'état où il se trouvait,
résigné à supporter toutes les privations que je
voudrais lui imposer pour obtenir sa guérison,
il s'abandonna entièrement à moi.

Je débutai par une application de 25 sangsues
à la marge de l'anus, qui me parut indiquée par
l'état de pléthore du malade. Il fut soumis à un
régime uniquement composé de végétaux, à l'u-
sage de fumigations aqueuses dirigées vers la
partie malade, de lotions adoucissantes fréquemment réitérées, de bains généraux, etc. Au bout
de quinze jours, on put remarquer un notable

changement dans l'état de sa maladie : les croûtes étaient plus rares, l'odeur exhalée par les
narines était affaiblie. J'augmentai graduellement
la sévérité du régime qui fut poussé presque aussi
loin que dans le traitement de VALSALVA. Sur les
instances réitérées de M. P. . . . . je lui admi-
nistrai le rob de LAFFECTEUR dont il prit douze
bouteilles en se conformant rigoureusement aux
règles prescrites par l'inventeur de ce remède.
Je continuai, d'ailleurs, le traitement local ci-
dessus indiqué. L'ulcération du nez diminua
progressivement et se cicatrisa sous l'influence
de ces moyens ; enfin, après quatre mois ou
environ, M. P. . . . . . était complettement
guéri.

Je fus consulté l'année dernière par un jeune
homme, de trente ans environ, en proie à une
fièvre hectique qui trouvait sa source dans une
phlegmasie chronique des viscères abdominaux
due évidemment à l'influence de plusieurs traitemens mercuriels qui avaient été administrés
sans succès à diverses époques pour combattre
une affection vénérienne caractérisée par des pustules répandues sur le cuir chevelu, le front,
etc., des douleurs ostéocopes, des exostoses
sur les tibia, le sternum et les cubitus. Lorsque ce jeune homme se présenta à moi, il était
dans l'état le plus déplorable. Je lui conseillai
d'aller habiter la campagne, de s'occuper de jar-
dinage, et de se soumettre à un régime composé

de lait, de fruits, et de prendre de tems-en-tems des bains. Je l'avais totalement perdu de vue et ne comptais que très-peu sur l'efficacité de ces moyens hygiéniques que je ne lui avais conseillé qu'en désespoir de cause, lorsque j'appris sept à huit mois après que sa santé n'avait pas tardé à se rétablir graduellement et qu'il jouissait actuellement de la plénitude de toutes ses fonctions.

L'ouvrage de PEYRILHE contient plusieurs faits du même genre, encore plus remarquables.

Ainsi, pour me résumer, je suis disposé à admettre :

1° Que certaines ulcérations de la bouche doivent leur développement à l'action du mercure sur la membrane muqueuse buccale ; 2° que certaines pustules imitant plus ou moins celles que fait éclore la syphilis, peuvent être la suite de l'irritation de la peau, développée sous l'influence de la malpropreté ou de toute autre cause directe ou sympathique ; 3° que l'excitation réitérée de la membrane muqueuse des parties génitales donne lieu quelquefois aux productions anormales connues sous les noms d'excroissances ou végétations ; 4° que les affections des systèmes musculaire, fibreux et osseux, que l'on observe à la suite des symptômes primitifs de la syphilis, reconnaissent souvent pour cause l'abus des préparations mercurielles qui ont été l'occasion des phénomènes morbides sous l'influence desquels se sont manifestés ces accidens ;

6

5° que la plupart des signes au moyen desquels on peut distinguer ces symptômes de ceux qui sont d'origine syphilitique, sont souvent équivoques; 6° enfin, que dans cette circonstance le mercure ne peut servir de *pierre de touche*, et que loin d'être toujours un remède efficace, il aggrave le plus souvent la maladie.

5° Quels sont les divers moyens thérapeutiques qui ont été employés pour combattre la syphilis ? Dans l'état actuel de nos connaissances, peut-on admettre un remède spécifique de cette affection ?

I. Mercure. Quoique les affections des organes génitaux fussent connues avant l'épidémie du xvme siècle, ce ne fut que vers cette époque que le mercure fut employé dans leur traitement. Beranger de Carpi est, suivant l'opinion commune, le premier médecin qui le mit en usage contre les maladies vénériennes. S'il eut dès ce moment quelque efficacité, il donna lieu à un si grand nombre d'accidens graves, au rapport des médecins contemporains, qu'il fut momentanément banni du traitement de ces maladies [1].

Cependant on revint à l'emploi de ce puissant excitant, qui procura des succès. Depuis, l'usage en est devenu général; il a été employé par la plupart des médecins jusqu'à ces derniers tems et a joui, dans l'opinion du plus grand nombre,

[1] Ulrich de Hutten.

de la réputation d'un anti-vénérien par excellen-
ce. Quelques anciens médecins [1] se sont bien éle-
vés contre l'usage abusif qu'on en faisait, mais
ce n'est que depuis peu de tems qu'on a osé lui
contester le titre de spécifique de la syphilis, et
aujourd'hui encore il a plus de partisans que
d'adversaires.

Quel est le véritable mode d'action du mercure? Sa propriété stimulante est incontestable;
mais s'il ne réunit pas d'autre vertu à celle-là,
on peut répondre que la matière médicale possède
un certain nombre de substances aussi actives et
dont l'efficacité n'est pourtant pas aussi bien démontrée dans les affections syphilitiques. D'où
peut provenir cette différence? Est-on autorisé
à reconnaître au mercure une propriété spécifique? Non sans doute, puisqu'il échoue souvent
dans le traitement de ces maladies, et qu'il les
aggrave quelquefois. Mais on ne peut cependant
se refuser à reconnaître que cette substance a
une action spéciale qui, dans beaucoup de circonstances, modifie avantageusement les symptômes de la syphilis.

Le mercure est-il absorbé et porté dans nos
organes? M. BARBIER et d'autres praticiens le
pensent. Cependant, malgré toutes les expériences qui ont été faites pour le prouver, cette question est restée jusqu'ici indécise [2].

---

[1] VAN SWIETEN.
[2] Mémoire de M. COLSON. *Arch. gén. de méd.*, vol. XII, p. 68.

★

Le mercure administré à faible dose, tous
les organes étant dans l'état physiologique, se
borne à augmenter leur activité. Si cette substance est portée à de plus fortes doses, si surtout quelque viscère se trouve actuellement en
proie à une phlegmasie aiguë ou chronique, il
résulte de son administration une série de phénomènes caractéristiques de l'exaltation de leurs
propriétés vitales ; enfin, dérangement de l'état
normal de leurs fonctions, si cet état se prolonge.

Ces phlegmasies, si elles occupent les organes
digestifs, pervertissent le travail de l'assimila-
tion et de la nutrition, d'où résulte un amai-
grissement progressif et une sorte de diathèse
scorbutique qui peut être suivie de la mort des
malades.

Le plus ordinairement l'usage abusif ou prolongé des préparations mercurielles développe
des phlegmasies des viscères abdominaux et tho-
raciques dont les sympathies sont souvent le sujet
de méprises toujours funestes aux malades.

La phlegmasie du canal alimentaire est un des
résultats les plus fréquens de l'administration
du mercure. L'inflammation débute ordinairement par le commencement de ce conduit mem-
braneux ; ainsi la surface buccale, la langue, le
pharynx sont les parties qui éprouvent les premières l'impression de son action stimulante.
Ce premier degré est caractérisé par un sentiment de chaleur et de sécheresse vers ces parties ;

bientôt la secrétion de la membrane muqueuse qui les tapisse se trouve augmentée, et cette irritation se propageant aux glandes voisines, il en résulte une excrétion des plus copieuses. L'inflammation continuant, il se forme de petites ulcérations aphteuses qui acquièrent, dans quelques circonstances, une grande étendue. Enfin la phlegmasie, s'étendant aux autres parties du tube digestif, développe les symptômes de la gastrite, de l'entérite et de la colite [1].

Le mercure porte souvent son influence sur le système pulmonaire ou sur le système cérébral : dans ces cas, c'est presque toujours comme sympathiques de l'inflammation gastro-intestinale que se manifestent ces accidens.

La nature de ce mémoire ne pouvant comporter beaucoup de détails thérapeutiques, nous allons indiquer rapidement les principales préparations mercurielles qui sont aujourd'hui employées.

Malgré le nombre infini de ces préparations qui ont été tour-à-tour préconisées, il n'y a véritablement que deux méthodes : 1º le mercure sous forme métallique ; 2º le mercure sous forme saline. Le choix à faire entr'elles dépend de la disposition du sujet, de la nature de la maladie, de son siége et de quelques autres motifs de circonstance qui seront développés plus bas.

1º La méthode par les frictions mercurielles est

[1] Jourdan.

la plus généralement employée. Après avoir, comme on dit, *préparé* le malade, il se frotte avec l'onguent mercuriel double, la partie interne de l'une des deux jambes. Le jour suivant, il pratique une seconde friction à la partie interne de l'un des deux bras ; deux jours après sur l'autre jambe et le lendemain sur le bras correspondant. De combien de frictions doit se composer le traitement d'une affection récente, ou en d'autres termes, quelle est la quantité d'onguent mercuriel nécessaire pour en obtenir la guérison ? On sent qu'il est impossible d'établir des règles précises à cet égard. On s'accorde généralement à penser que 30 à 45 gros suffisent alors dans le plus grand nombre de cas. D'ailleurs la quantité d'onguent mercuriel pour chaque friction, les époques où elles doivent être faites, la longueur du traitement sont subordonnées à l'impressionabilité de l'individu, à l'état de la maladie et à d'autres circonstances. On prescrit, pendant la durée du traitement, un régime adoucissant, des bains réitérés, des saignées locales ou générales. S'il est convenable que le malade garde la chambre pendant l'hiver, l'exercice en plein air, quand le tems le permet, ne peut nuire à sa guérison.

Ces préceptes généraux ne s'appliquent pas à toutes les circonstances. Mais il en est un qui est de rigueur, et dont l'inobservance peut avoir les plus graves inconvéniens : c'est de toujours faire

précéder l'administration des préparations mercurielles, des moyens propres à combattre l'inflammation qui accompagne, le plus souvent, les
symptômes vénériens : C'est le moyen le plus efficace d'assurer le succès du traitement mercuriel.

Quelques avantages que l'on se plaise à reconnaître à la méthode des frictions, on ne peut
disconvenir qu'elle n'ait de grands inconvéniens,
tels que la malpropreté qui en est inséparable,
la longueur du traitement, les précautions infinies qu'elle exige, la salivation qu'elle détermine
si souvent, enfin la difficulté d'apprécier exac-
tement la quantité de mercure qui est absorbé.

MM. TERRAS et SÉDILLOT donnent l'onguent
mercuriel à l'intérieur sous forme pilulaire. Cette
méthode, commode pour l'usage, a le grand inconvénient de provoquer facilement la salivation ; néanmoins, elle a quelques avantages réels
qui ont été appréciés par M. CULLERIER.

2° La méthode par le deuto-chlorure de mercure en dissolution dans l'eau distillée ou liqueur
de VAN SWIETEN a été, pour la première fois,
soumise à des règles fixes par ce médecin, quoique ce composé fût connu avant lui. Cette liqueur se compose aujourd'hui de huit grains de
deuto-chlorure de mercure pour deux livres d'eau
distillée. On en administre une cuillerée, matin
et soir, ou seulement une fois par jour, dans trois
ou quatre onces de décoction émolliente.

On est dans l'usage de faire précéder l'admi-

nistration de la liqueur, d'un traitement prépara-
toire pendant lequel le malade est quelquefois
saigné et purgé ; il doit observer, pendant quelques jours , un régime sévère, prendre des bains ,
des boissons délayantes. On administre ensuite
la liqueur à la dose d'un huitième de grain qu'on
porte progressivement à un quart de grain s'il
ne développe aucun symptôme inflammatoire.
Dans le cas contraire , on suspend ou on continue
à plus faible dose. Chez quelques sujets peu
impressionnables la dose de la liqueur a pu être
portée jusqu'à un demi-grain par jour, mais trop
souvent l'usage de ce sel donne lieu à des accidens
qui obligent à le suspendre.

La dose du deuto-chlorure, nécessaire pour
procurer la guérison d'une affection syphilitique
primitive, varie depuis 20 jusqu'à 3o et même 4o
grains.

Cette méthode, qui est celle qu'avait presque
exclusivement adoptée feu M. CULLERIER , possède
des avantages incontestables : elle guérit en peu
de tems , est très-commode pour le malade qui
peut continuer à vaquer à ses affaires, elle donne
lieu , plus rarement que la précédente, à la salivation. Mais ces avantages sont compensés par
quelques inconvéniens : elle détermine, plus souvent que la précédente , des gastrites, des enté-
rites, des pneumonites , etc. ; elle expose les malades à des rechutes plus fréquentes. Entre les
mains d'un médecin habile et prudent elle offre

dés ressources précieuses, mais elle peut devenir dangereuse lorsqu'elle est employée par des charlatans ou des guérisseurs.

On a eu recours aussi au deuto-chlorure en pilules; mais outre que, sous cette forme, ce sel est très-infidelle en raison de la décomposition qui peut alors avoir lieu, son administration, lorsqu'il ne subit pas de changement, n'est pas sans danger pour le malade.

Je n'examinerai pas ici si le mercure guérit la syphilis par une sorte d'affinité qu'il a avec le virus, ou s'il l'atténue en le divisant : ces hypothèses chimico-physiques ne sont guère plus admises aujourd'hui.

Le mercure pour agir efficacement doit-il être poussé jusqu'à la salivation, comme le prescrivaient beaucoup de médecins du dernier siècle et comme le veulent encore quelques praticiens anglais et allemands? En vain MM. Simon et Brachet voudraient-ils remettre cette pratique en honneur; il est bien reconnu maintenant que la salivation est toujours un accident qu'on doit éviter soigneusement en suspendant de tems en tems le traitement, parce que loin d'assurer la guérison elle ne peut que l'entraver par les accidens auxquels elle expose les malades qui l'éprouvent.

Beaucoup de médecins sont d'accord avec Hunter pour considérer le mercure comme un puissant stimulant dont l'action sur les organes

7

a pour résultat de produire un stimulus qui détruit l'irritation morbide.

L'opinion de M. LAGNEAU, exprimée dans le paragraphe suivant, prouve que ce médecin n'est pas éloigné de penser comme eux : « l'excitation, « dit-il, que les mercuriaux occasionent, dans « chaque organe en particulier et sur toute l'é- « conomie en général, a pour résultat une fébri- « cule dont la crise, presque insensible le plus « souvent, est caractérisée par la sortie de la « matière contagieuse. »

MM. JOURDAN et RICHOND expriment le même fait en d'autres termes, lorsqu'ils considèrent le mercure comme produisant la révulsion sur les tissus et les appareils d'organes.

Il partage, d'ailleurs, ce privilége avec un grand nombre d'autres substances excitantes, comme nous l'avons déjà fait remarquer; en effet, l'expérience prouve que tous ces agens peuvent guérir les symptômes syphilitiques. Cependant ce métal en raison de son énergie et peut-être aussi à cause de quelque autre propriété inconnue, offre souvent des ressources qu'on ne trouve pas toujours dans la plupart des substances qu'on a proposé de lui substituer.

La membrane muqueuse digestive ayant la plus grande disposition à s'enflammer pendant l'administration des préparations mercurielles, il est convenable de s'abstenir de ce médicament, chez les individus impressionables, ou qui sont actuellement en proie à une phlegmasie gastro-intestinale ou trachéo-bronchique. Lorsque dans ces circonstances l'emploi du mercure est jugé indispensable pour obtenir la guérison d'une affection vénérienne, son administration doit être précédée des moyens propres à modifier la susceptibilité de l'organisme et à apaiser les irritations viscérales. Quelle que soit la substance employée d'ailleurs, on doit toujours commencer le traitement par les plus faibles doses, surveiller attentivement l'action du remède, en suspendre l'usage, s'il se manifeste le plus petit accident, ou l'abandonner si malgré ces précautions il cause des troubles circulatoires. Si la membrane buccale commence à se phlogoser, on combat ce petit accident par les moyens appropriés, sans attendre que la salivation se soit établie : le traitement devrait être suspendu si le ptyalisme s'était déclaré.

Le mercure, comme tout autre stimulant, ne doit être employé, dans le traitement des symptômes vénériens, que lorsque l'inflammation qui accompagne ceux-ci a été efficacement combattue par les antiphlogistiques, la diète, etc. Si, malgré l'emploi de ces moyens, l'irritation persiste, on ne doit pas se décourager, mais insister sur leur usage, et n'avoir recours au mercure qu'après avoir fait cesser l'éréthisme et l'inflammation locale. Une conduite opposée, loin de procurer des avantages, ne serait propre qu'à

*

augmenter les symptômes inflammatoires et donner lieu à des accidens.

Dans le choix des deux méthodes de traitement, que j'ai exposées, on doit tenir compte du siége de la maladie qu'on veut combattre. Ainsi, l'expérience ayant prouvé que les frictions mercurielles exerçaient une action plus forte sur le commencement de la membrane muqueuse digestive que la liqueur de VAN SWIETEN, celle-ci devra mériter la préférence lorsqu'il s'agira de combattre des ulcérations situées dans la bouche ou dans le pharynx.

II. SUDORIFIQUES. Les médicamens connus sous le nom de bois sudorifiques sont : le gayac (*guaïacum officinale*), la salsepareille (*smilax salsaparilla*), le sassafras (*laurus sassafras*) et la squine (*smilax china*). Les deux dernières ne sont guères plus employées aujourd'hui ; les deux autres ont joui et jouissent encore d'une grande vogue. Le gayac est doué d'une action stimulante qui s'explique par ses principes constitutifs, tandis qu'on n'a pas la même ressource pour se rendre raison de la préférence accordée assez généralement à la salsepareille dont l'efficacité est cependant mise hors de doute par la plupart des praticiens.

On donne ces végétaux seuls en décoction rapprochée, en rob, sirop, etc., ou bien, on les associe au traitement mercuriel. Ils font la base de plusieurs composés pharmaceutiques, tels que le sirop sudorifique, celui de Cuisinier, etc., dont on fait encore un fréquent usage.

Comme ces substances ne sont guères employées que dans les symptômes secondaires de la syphilis, nous ne nous étendrons pas beaucoup sur leur histoire.

On ne peut leur refuser une action stimulante assez active, et c'est vraisemblablement en raison de cette propriété qu'ils ont réussi dans le traitement des affections syphilitiques. Mais ce qui a dû contribuer à leur succès, c'est surtout le régime sévère auquel on soumet les malades pendant leur administration. Les observations de M. Cullerier ont démontré que c'était surtout dans les symptômes qui avaient résisté au mercure que leur succès était le plus certain ; ce qui confirme les observations consignées dans les ouvrages de Ulrich de Hutten et de Nicolas Poll.

Ces végétaux administrés sous une forme très-rapprochée en décoction, sirops, électuaires, extraits, conviennent encore dans quelques cas où le mercure serait nuisible. Ils deviennent utiles en donnant de l'activité au système sanguin, et en produisant une sorte de révulsion sur un appareil d'organes sains, qui tend à détruire la stimulation morbide fixée sur d'autres parties. C'est surtout lorsque le système des vaisseaux blancs a été surexcité par les préparations mercurielles qu'ils trouvent une heureuse application.

Indépendamment de ces sudorifiques, on a

employé beaucoup d'autres substances végétales
qui ont eu plus ou moins de vogue. Les principales sont : 1° le bois de buis (*buxus semper-*
virens), 2° le bois de génevrier (*juniperus*
sabina) , 3° la saponaire (*saponaria officinalis*),
4° la gratiole (*gratiola officinalis*), 5° la douce-
amère (*solanum dulca amara*), 6° le bois joli
(*daphne mezereum*), etc. Tous ces végétaux sont
plus ou moins excitans, et rentrent, par conséquent, dans la classe des moyens que nous avons
examinés.

III. Or. Les préparations d'or, employées
très-anciennement pour combattre la syphilis,
étaient depuis long-tems abandonnées, lorsque
M. Chrestien, de Montpellier, publia un ouvrage
ex professo sur leur efficacité dans cette maladie.

Plusieurs composés ont été successivement employés ; l'ouvrage que je viens de citer fournit à
ce sujet beaucoup de détails. Aujourd'hui on
donne la préférence au chlorure d'or et de sodium.
M. Chrestien l'emploie surtout en frictions sur
la langue, depuis un dixième de grain jusqu'à un
quart pour chaque fois. Ce sel est encore administré sous forme pilulaire incorporé dans un
extrait; enfin, on fait encore avec le chorure une
pommade et une liqueur qui sont administrées
en frictions et en lotions.

Ce médicament est un puissant stimulant du
système circulatoire. M. Chrestien assure en avoir
obtenu de très-grands avantages, et beaucoup de

praticiens tant nationaux qu'étrangers ont répété
ses expériences ; les uns lui ont reconnu une
grande efficacité, surtout dans les affections secondaires, tandis que d'autres lui ont contesté
la propriété anti - vénérienne. Cette différence
d'opinion provient sans doute de ce que les préparations d'or ne réussissent pas aussi bien dans les
pays froids que dans les pays chauds. En effet,
il est remarquable qu'à Paris, ce médicament
administré sous les yeux de M. CULLERIER, avec
toutes les précautions indiquées par le médecin
de Montpellier, n'a eu presque aucun succès dans
le plus grand nombre de cas ; le même résultat
a été obtenu dans d'autres villes du nord de la
France. A Metz, où je l'ai vu employer par M.
CHARMEIL, il n'a eu que fort peu d'avantages. Cependant, M. PALHASSE et mon père, qui exerçaient
la médecine dans un de nos départemens méri-
dionaux, en ont retiré de très-bons effets dans un
très-grand nombre d'affections syphilitiques primitives et secondaires.

IV. IODE. Les préparations d'iode utilisées
avec succès dans le goître et les engorgemens
ganglionaires, ont été depuis préconisées par MM.
RICHOND et HENRY, dans la syphilis.

Ces deux médecins emploient l'iode dans les
phlegmasies du canal de l'urètre et dans les adénites, après avoir, par les antiphlogistiques, combattu l'inflammation locale, et ramené l'affection
vénérienne dans les conditions favorables à la

révulsion. Dans les urétrites, M. Richond prescrit la teinture à l'intérieur, à la dose de 25, 30 ou 35 gouttes ; dans les adénites, il conseille la teinture pure en frictions, depuis un gros jusqu'à un gros et demi, tous les jours, pour deux frictions.

J'ai vu quelquefois employer et j'ai employé moi-même la pommade iodurée avec avantage, en frictions, sur des engorgemens indolens de l'aine ; mais je ferai remarquer qu'il faut avoir alors la précaution de les suspendre, dès que la tumeur s'échauffe et que le malade y éprouve des picotemens, pour éviter la suppuration de l'adénite.

On ne doit pas perdre de vue qu'il résulte des recherches de M. Orfila, que l'iode est un puissant excitant, que son usage intérieur peut non-seulement développer des gastro-entérites très-intenses, mais même donner lieu à un véritable empoisonnement, à la dose de quelques grains.

Il existe encore un grand nombre d'autres moyens qu'on a mis en usage, à diverses époques, pour combattre les affections syphilitiques, mais tombés, pour la plupart, dans le plus profond oubli ; cependant je rappellerai les suivans :

I. Le Sous-carbonate d'ammoniaque. Peyrilhe [1], qui a constaté les bons effets de l'ammoniaque dans les affections vénériennes, le prescrivait à l'état concret, à la dose de 30 à 36 grains, dans un sirop purgatif. Il faisait prendre, dans le cou-

---

[1] Essai sur la vertu anti-vénérienne des alcalis volatils. Montpellier, 1786.

rant de la journée, à ses malades, une infusion de mélisse. Cette médication déterminait d'ordinaire un accès de fièvre éphémère, suivie de sueurs ou de selles copieuses. Il prétend avoir guéri, par son remède, la plupart des symptômes primitifs et des accidens secondaires, tels que douleurs musculaires ou osseuses, éruptions, etc. Suivant lui, 18 ou 20 jours suffisent pour procurer une guérison radicale.

Je ne connais que M. CHARMEIL qui ait répété les expériences de PEYRILHE, et quoiqu'il se soit conformé, la plupart du tems, aux préceptes que celui-ci a laissés sur l'emploi de son remède, il a été obligé de pousser le sous-carbonate d'ammoniaque à de très-fortes doses; le traitement s'est prolongé depuis 40 jusqu'à 100 jours, et plus, sans résultats bien avantageux, puisque non seulement il a échoué souvent, mais encore il a donné lieu à des accidens, tels que des gastrites, et a laissé à la suite beaucoup de rechutes.

II. L'OPIUM. L'opium, aussi proposé comme un remède souverain, agit souvent comme excitant. Dans les symptômes primitifs, employé à l'intérieur ou à l'extérieur, il exalte ordinairement la sensibilité. Il ne convient que dans certains symptômes secondaires développés sous l'influence du traitement mercuriel. Lorsque les viscères peuvent le supporter, il agit comme calmant. M. NOOTH, médecin anglais, en a retiré, en Amérique, des avantages marqués, surtout

8

lorsqu'il s'agissait de calmer la sensibilité de malades très-irritables ou d'atténuer l'action du mercure. Dans ces cas, son utilité a été constatée par Brion et Valentin.

Je ne parlerai pas de beaucoup d'autres substances, les *acides citrique, nitrique,* la *limonade d'Alyon,* etc., et d'autres formules à-peu-près oubliées aujourd'hui. En récapitulant les résultats pratiques qui découlent de l'examen des substances que nous venons de passer en revue, on est conduit à établir les corollaires suivans.

1º Toutes les substances proposées pour combattre les affections syphilitiques sont des excitans plus ou moins énergiques qui, lorsqu'ils procurent la guérison, agissent à la manière des révulsifs, en exerçant sur un organe éloigné de celui qui est le siége des symptômes vénériens, une irritation qui, par son intensité ou son étendue, peut suspendre celle qui était fixée ailleurs [1].

2º Tous ces moyens peuvent échouer dans quelques cas; quelques-uns exaspèrent, dans certaines circonstances, la maladie; aucun ne met absolument à l'abri des accidens secondaires quoique l'expérience ait démontré que tels avaient plus souvent ce résultat dans telle circonstance.

3º Aucun de ces moyens ne jouit d'une propriété spécifique générale.

La méthode empirique suivie par le plus grand nombre des médecins, dans le traitement des

[1] Jourdan.

maladies vénériennes, était donc une méthode
révulsive, suivant la remarque du docteur Jour-
DAN. Elle a fait trop négliger le traitement local
qui procure aujourd'hui de si grands succès.

BELL et GIRTANNER avaient observé depuis long-
tems que les ulcères vénériens guérissaient souvent sous l'influence des simples topiques. Mais
en faisant cette observation, ils ne croyaient pas
être dispensés de recourir par précaution à un
traitement interne.

MM. ROSE et FERGUSSON, attachés à l'armée an-
glaise de l'expédition du Portugal, ayant appris
des médecins de ce pays, que depuis long-tems
ils combattaient efficacement les affections vénériennes primitives par de simples applications
locales et que fort rarement ce traitement était
suivi de symptômes consécutifs, entreprirent
une série d'expériences qui vinrent confirmer la
bonne opinion qu'ils avaient déjà conçue de ces
faits. Par suite des avantages qu'ils retirèrent du
traitement local, ils crurent pouvoir renoncer
désormais au mercure pour combattre les affections tant primitives que secondaires que leur
offrirent les militaires dont la guérison leur fut
confiée; et ils n'eurent qu'à se féliciter d'avoir
osé abandonner une méthode que l'usage et la
routine avaient si long-tems consacrée.

Quelque tems après, ces expériences furent
répétées, avec les mêmes succès, en Angleterre,
par MM. GUTHRIE, GORDON et ARTHUR; en Ecosse,

par MM. Thomson, Bartlet, Hennen; et en Amérique, par M. Thomas Harris, et beaucoup d'autres chirurgiens civils et militaires de ces contrées.

En France, cette méthode a été employée pour la première fois, dans les hôpitaux militaires de Strasbourg, par M. Richond, et dans ceux de Paris, par M. Desruelles. Depuis six ou sept ans, et antérieurement à ces médecins, M. Charmeil, 2me professeur de l'hôpital militaire d'instruction de Metz, a fait de nombreux essais sur les diverses méthodes thérapeutiques des affections vénériennes. Sans vouloir préjuger les conséquences pratiques que ce chirurgien tire de ses expériences, je dois noter qu'il a observé des récidives par toutes les méthodes, et que les préparations mercurielles ont laissé à leur suite beaucoup d'accidens secondaires.

Mais existe-t-il un travail où l'on ait évalué avec précision la méthode thérapeutique qui laisse à sa suite le moins d'accidens secondaires ? Bru, dans son ouvrage, a donné le tableau de 81 malades, traités par de simples topiques mercuriels, parmi lesquels il ne s'en trouva qu'un quart chez qui l'on vit reparaître les mêmes accidens ou s'en développer de nouveaux. Celui qu'on trouve, dans un travail sur la même matière, fourni par le docteur Thomas Harris [1], présente des résultats non moins avantageux. Ce médecin, ayant remarqué, à l'hôpital naval de Philadelphie, que

---

[1] North American medical and surgical journal. January 1826.

le mercure, employé contre la syphilis, ne met-
tait pas à l'abri des accidens consécutifs, avait
cherché, dès l'année 1815, à lui substituer une
autre méthode thérapeutique. Dans 164 cas de
maladies vénériennes, sous toutes les formes que
peuvent revêtir les symptômes primitifs, il assure
avoir obtenu les plus grands succès d'un traitement local qui consistait à bassiner les ulcères
avec l'eau de GOULARD et une dissolution de sulfate de cuivre. Sur ce nombre de malades, il n'a
prescrit le mercure qu'à trois. Le traitement
local était d'ailleurs varié suivant les circonstances : les ulcères ou bubons étaient-ils enflammés ?
il prescrivait des lotions émollientes ou des cataplasmes; l'inflammation calmée, il pansait les
ulcères avec le calomel, ou les faisait bassiner
avec l'eau de GOULARD ou la dissolution de sulfate
de cuivre. Il proscrivait, comme nuisibles, les
applications de corps gras sur les ulcères. Sur les
164 malades, deux seulement éprouvèrent des
symptômes secondaires, qui cédèrent à l'emploi
alternatif de la décoction des bois sudorifiques, de
l'acide nitro-muriatique et des bains généraux.
Aucun malade dont les ulcères primitifs furent
traités sans mercure, n'eut par la suite ni ulcères
à la gorge, ni affections du système osseux.

Les observations de MM. GREGOR et FRANKLIN
offrent des résultats aussi avantageux.

On trouve, dans l'ouvrage de M. RICHOND, plusieurs tableaux d'observations qui tendent à prou-

(58)

ver : 1° que le traitement antiphlogistique et local nécessite moins de tems que le mercuriel dans la plus grande majorité des cas.

2° Que le traitement sans mercure a déterminé la résolution d'un plus grand nombre de bubons comparativement que le traitement mercuriel ; et que le nombre de bubons qui ont paru pendant le traitement mercuriel est plus considérable que le nombre de ceux qui se sont manifestés pendant la durée du traitement sans mercure.

3° Que les bubons traités sans mercure arrivent plus rarement à la suppuration.

Ce médecin pense que le traitement mercuriel laisse à sa suite plus de symptômes secondaires que les autres méthodes thérapeutiques ou lorsqu'ils sont abandonnés à eux-mêmes ; en preuve, il dit, que sur 1142 malades sortis de ses salles après avoir reçu un traitement mercuriel, 63 ont été atteints de divers phénomènes secondaires tandis que sur 923 sortis guéris sans mercure, il n'en est revenu que 24.

Ne pourrait-on pas objecter à M. RICHOND que dans le nombre des individus guéris sans mercure, il a pu se développer, chez plusieurs, à une époque plus ou moins éloignée de leur sortie de l'hôpital, des accidens consécutifs dont il a pu ignorer l'apparition et qu'ainsi ses observations perdent une partie de leur valeur ? En effet, j'ai eu souvent occasion d'observer que les militaires qui avaient subi un ou plusieurs traitemens dans un hôpital, éprouvaient ou des récidives ou des symptômes secondaires pour lesquels les officiers des corps auxquels ces militaires appartenaient, négligeaient de les envoyer aux hôpitaux.

Il faut convenir que si l'on a entrepris, plusieurs fois et surtout depuis quelques années, d'établir un parallèle entre les diverses méthodes thérapeutiques de la syphilis, ce travail n'a point encore, jusqu'à ce jour, été exécuté d'une manière satisfaisante; qu'il réclame de nouvelles observations recueillies dans un esprit dépourvu de prévention et de toute opinion préconçue.

En attendant que l'expérience ait répondu d'une manière satisfaisante à cette question, si importante pour la thérapeutique, je vais présenter des tableaux qui offrent le résultat de la pratique de mon père à une époque où le traitement de la syphilis était presque généralement livré à l'empirisme. En 1792, mon père, chirurgien major d'un régiment de grenadiers en garnison à Rixheim, département du Haut-Rhin, fut chargé du service chirurgical de l'hôpital temporaire établi dans cette ville. Dans ses salles furent reçus, en dix mois, 83 militaires vénériens, la plupart de son régiment, qui furent tous soumis au traitement mercuriel. Le tableau suivant expose le résultat de cette méthode, et comme mon père n'a presque pas perdu de vue les militaires qui font le sujet de ces observations, elles auront toute la certitude désirable.

PREMIER TABLEAU.

Nombre des malades.	Symptômes syphilitiques primitifs.	Durée du traitement.	Méthode de traitement.	Symptômes secondaires.	Insercés, récidives ou passés à l'état chronique.	Guéris.
11	Urétrites aiguës ou chroniques.	de 70 à 100 jours.	Boissons diurétiques, bains, régime, copaha, purgatifs, mercure en frictions ou en liqueur.	»	4	7
37	Ulcères au pénis et urétrites.	60 à 120.	Diurétiques, sudorifiques, bains, mercure en frictions d'un à deux gros depuis 24 jusqu'à 36.	9	19	18
21	Ulcères au pénis, adénites et urétrites.	60 à 160.	Bains, régime, frictions mercurielles de 25 à 40, liqueur de Van Swieten depuis 20 grains jusqu'à 45.	5	8	13
8	Bubons (adénites.)	15 à 60.	Bains, régime, frictions locales avec les linimens, emplâtre de Vigo, frictions mercurielles de 8 à 20.	»	2	6
6	Adénites et urétrites.	20 à 60.	Diurétiques, bains, frictions locales et générales avec le mercure de 10 à 20.	»	2	4
83				14	35	48

L'année suivante, mon père ayant été chargé, pendant le siége de Mayence, du service en chef d'une division de vénériens à l'hôpital militaire de cette ville, eut à soigner un plus grand nombre de militaires affectés de maladies vénériennes. Il ne fut pas aussi exclusif dans son traitement, se borna, dans beaucoup de circonstances, à prescrire des moyens locaux, tels que cataplasmes, fomentations, pommades faites avec l'axonge et le calomel, etc., et tint une note exacte des résultats des diverses médications J'ai extrait de ses papiers les trois tableaux suivans, dont les observations ont été adressées, dans le tems, sous forme de rapport, au conseil de santé des armées.

DEUXIÈME TABLEAU,

Nombre des malades.	Symptômes syphilitiques primitifs.	Durée du traitement.	Méthode de traitement.	Symptômes secondaires.	Insuccès, récidives ou passés à l'état chronique.	Guéris.
29	Urétrites simples et récentes.	de 15 à 45 jours.	Saignées, régime, diurétiq., copahu, frictions de 6 à 20.	1	8	24
17	Urétrites chroniques : 4 orchites.	50 à 150.	Régime, bains, sangsues, cataplasmes, frictions de 15 à 40.	1	8	8
14	Ulcères au pénis.	25 à 60.	Saignées, bains locaux, sudorifiques, frictions mercurielles de 18 à 25.	4	5	7
57	Ulcères au pénis, urétrites &q.f.bubons.	60 à 120.	Régime, bains, sudorifiques, frictions de 25 à 40, ou liqueur de 18 grains à 30.	13	19	32
15	Adénites : 10 aiguës, 5 chroniques.	10 à 60.	Sangsues, bains, cataplasmes, linimens, emplâtres fondans, frictions mercurielles de 10 à 25.	»	9	12
132				19	49	83

TROISIÈME TABLEAU.

Nombre des malades.	Symptômes syphilitiques primitifs.	Durée du traitement.	Méthode de traitement.	Symptômes secondaires.	Insuccès, récidives ou passés à l'état chronique.	Guéris.
18	Urétrites aiguës.	de 10 à 25 jours.	Boissons délayantes, bains locaux et généraux, copahu au déclin.	»	3	16
11	Urétrites chroniques.	30 à 75.	Boissons diurétiques, bains, injections narcotiques, copahu, vésicatoires, purgatifs.	»	3	8
12	Adénites aiguës ou chroniques.	12 à 25.	Cataplasmes, fomentations, frictions locales avec l'onguent mercuriel ou le liniment de Pringle, &c.	»	5	9
35	Ulcères au pénis récens.	10 à 25.	Cautérisation par le sulfate de cuivre au début, bains, régime, sudorifiques, purgatifs salins, pansemens avec la pommade de calomel.	2	4	29
76				2	15	62

9

QUATRIÈME TABLEAU.

Nombre des malades.	Symptômes syphilitiques.	Complications.	Durée du séjour à l'hôpital.	Espèces de traitement.	Guéris.	Accidens survenus.	Réapparition des symptômes vénériens après la cure des complications.	Morts.
2	Urétrites aiguës.	Fièvres bilieuses & adynamiques.	de 25 à 35 jours.	Emétique, saignées, kina, &c.	2	»	»	»
2	Urétrites chroniques.	Cistite, cat. vésical.	75 à 100	Bains, résines, eaux minéral.	2	»	»	»
3	Urétrites chroniques, rétention d'urine.	Fièvres diverses.	90 à 150	Bains, émétiq., & 25 frictions mercurielles.	1	»	2	»
8	Orchites chroniques après des urétrites.	Fièvres inflammatoires ou bilieuses.	100 à 120	Emétiq. en lav., sangsues, cataplasmes résolutifs, pilules de Beloste.	5	»	3	»
1	Ulcères au pénis, adénites.	Pluie de tête suivie de fièvre ataxique.	19	Emétiq., arnica, diète, &c.	1	»	»	»
1	Ulcères au pénis, urétrite.	Fièvre adynamique.	27	Emétiq., kina, camphre, &c.	»	gangr. du pénis.	»	1
2	Urétrites aiguës.	Fièvres adynamiques.	13 à 17	Emétiq., kina, diète, &c.	1	g. du pénis.	»	1
1	Pustules, douleurs ostéocopes.	Fracture comminutive suiv. de fièvre adynamique.	91	Traitem. local, & après la consolidat. de la fract., 9 frict. mercur., kina, musc, &c., pr. comb. l'adyn.	»	»	»	1
9	Divers symptômes primitifs, tels qu'ulcères, urétrites, bubons.	Scorbut.	40 à 120	Liqueur de Van Swieten combinée aux anti-scorbutiq.	5	»	2	2
29					17	»	7	5

Je livre ces faits à la méditation des médecins qui font, de l'étude des affections vénériennes, le sujet de leurs recherches. J'aurais pu y joindre le résultat de mes observations particulières; mais je pense que ces quatre tableaux suffiront pour prouver : 1° que le mercure, employé dans le traitement des symptômes primitifs de la syphilis, ne met pas à l'abri des accidens secondaires ; 2° que ceux-ci ne sont pas plus fréquens après un traitement purement local ; 3° que les récidives sont plus fréquentes après le premier ; 4° enfin, que souvent les affections vénériennes guérissent sans traitement.

Il serait donc superflu de chercher à démontrer, par d'autres observations, que les préparations mercurielles, celles d'or, les sudorifiques, etc., ne doivent pas être considérées comme des moyens spécifiques infaillibles : l'expérience et le raisonnement le prouvent suffisamment. Cette question a été d'ailleurs savamment discutée dans les ouvrages de MM. Richond et Jourdan. On savait depuis long-tems que le mercure, et surtout le deuto-chlorure, quoique administrés à très-faible dose, et avec toutes les précautions convenables, déterminaient souvent des accidens graves. Swediaur en a fait la remarque dans plusieurs parties de son ouvrage. On voit, en effet, des individus dont les organes sont si impressionnables que les doses les plus fractionnées de ce médicament développent chez eux des douleurs vagues, de la dyspnée, de la toux, des crachemens de sang, ou l'inappétence, des coliques, des vomissemens, etc., suivant qu'il porte son influence sur les systèmes pulmonaire ou gastrique. VAN SWIETEN lui-même, qui a le plus accrédité en Europe une des préparations les plus actives du mercure, est bien loin de le regarder comme un remède unique et universel; il l'interdit complettement aux individus délicats. Feu M. CULLERIER, qui était, comme chacun sait, très-partisan de ce métal, qu'il considérait comme le spécifique de la syphilis, prescrit aussi de s'abstenir de cette substance, dans les mêmes circonstances, et convient qu'alors, loin d'être efficace, il peut déterminer des accidens. M. LAGNEAU, dans l'ouvrage remarquable qu'il a publié sur les affections vénériennes, tout en reconnaissant au mercure des propriétés très-puissantes dans ces maladies, dit positivement qu'il n'a de vertus qu'en raison de son action stimulante, et que, dans beaucoup de cas, il peut être utilement remplacé par d'autres substances. A ces autorités on peut encore ajouter celles de FABRE, LOUIS, BRU, PEYRILHE, etc.

Un médicament qui échoue souvent dans une maladie, qui l'aggrave dans certaines circonstances, ne saurait en être considéré comme le remède unique ou le spécifique.

D'après ces considérations, est-on autorisé à proscrire l'ancienne méthode de traitement? Enfin, d'après les succès obtenus par le traitement

local, doit-on en particulier renoncer au mercure? Non, à notre avis. Mais nous pensons
qu'on doit mettre à profit les nouvelles observations qu'on a faites sur l'action de ce métal
et soumettre son usage à des règles précises et
invariables.

Les propositions suivantes renferment, en peu
de mots, la manière d'agir des excitans dans la
syphilis et les préceptes les plus sages à suivre
dans leur administration [1].

« ...... Le mercure, les sudorifiques et au-
« tres stimulans ne guérissent la syphilis qu'en
« exerçant la révulsion ; mais il faut qu'elle soit
« secondée par l'abstinence.

« Les stimulans, dits anti-vénériens, doivent
« être administrés à l'intérieur avec beaucoup de
« prudence ; autrement ils développent des gas-
« tro-entérites qui se réfléchissent sur les irrita-
« tions syphilitiques extérieures et la révulsion
« n'a pas lieu ; ou bien, l'irritation est appelée
« sur les viscères qui finissent par se désorganiser.

« Lorsque les stimulans, dits anti-vénériens,
« ont développé une gastro-entérite, et que la sy-
« philis n'est pas guérie, elle ne peut plus céder
« qu'avec la gastro-entérite à une longue persé-
« vérance dans le traitement antiphlogistique ;
« mais si les viscères gastriques sont désorganisés
« ou le malade trop affaibli, la guérison est
« impossible.

[1] BROUSSAIS. Examèn des doctrines, etc., tom. 1.

« Les phlegmasies gastriques provoquées par
« l'abus des anti-vénériens, se transmettent faci-
« lement aux poumons et la phthisie peut en
« être la suite. »

« Les sujets prédisposés à la gastrite doivent
« être traités, de leur syphilis, par les antiphlo-
« gistiques tant à l'intérieur qu'à l'extérieur : si
« on les stimule par la voie de l'estomac, il se
« surirrite et quelquefois même la syphilis ne
« guérit pas. . . . . . »

Les corollaires suivans, empruntés à l'ouvrage
du docteur JOURDAN, expriment parfaitement
encore les précautions qu'on doit prendre dans
l'administration des excitans dans la syphilis.

« 1° On ne doit jamais tenter la révulsion dans
« les phlegmasies syphilitiques, soit simples ou
« compliquées, tant que l'inflammation est ac-
« compagnée du trouble de quelque fonction. »

L'inobservance de ce précepte est une des causes qui font échouer, le plus souvent, le traitement mercuriel le mieux dirigé.

« 2° La révulsion ne doit être tentée qu'au
« déclin de l'inflammation. »

Lorsqu'on veut déplacer une inflammation à
son début, ou lorsqu'elle est arrivée à son plus
haut point d'intensité on s'expose à produire des
métastases fâcheuses sur d'autres parties.

« 3° On ne doit provoquer qu'avec beaucoup
« de précaution la révulsion sur un organe que
« l'on sait avoir de grandes dispositions à agir

« sympathiquement sur celui qu'on veut débar-
« rasser d'une irritation. On doit avoir la même
« précaution lorsqu'on opère la révulsion sur
« un organe qui est lié à beaucoup d'autres par
« son action. »

C'est surtout aux stimulations gastriques et
intestinales que s'applique cette règle.

J'ai déjà fait remarquer que les affections sympathiques qu'on développait alors, étaient l'une
des principales sources de ces douleurs et de ces
phlegmasies qu'on a considérées, jusqu'à ce jour,
comme le résultat de la syphilis.

DEUXIÈME PARTIE.

*Tableau des affections syphilitiques primitives
des parties génitales en particulier.*

Les affections syphilitiques primitives sont
celles qui se manifestent aux parties génitales des
deux sexes, ou ailleurs, à la suite de l'acte qui
résulte de leur union, ou de tout autre, dans lequel une surface saine s'est trouvée en contact
avec une surface affectée d'un symptôme vénérien. Cet ordre de maladie comprend deux variétés : 1° j'appelle symptômes primitifs locaux,
ceux qui se développent dans le lieu même de
l'inoculation ; 2° sous le nom de primitifs sympathiques ou métastatiques, je comprends ceux

dont le développement est le résultat, dans le premier cas, de la propagation de l'irritation syphilitique à une partie en sympathie avec le lieu malade, et, dans le second cas, de transport métastatique de cette irritation sur une autre partie plus ou moins éloignée.

La syphilis ne se communiquant guère que par contact immédiat, les symptômes les plus fréquens s'observent dans les régions du corps dont la situation favorise l'inoculation ; aussi, ne s'établissent-ils ordinairement que sur les membranes muqueuses qui tapissent les organes génitaux de l'un et l'autre sexe, et sur la surface cutanée.

Les maladies primitives des systèmes muqueux et cutané se manifestent sous la forme d'inflammations, d'ulcérations ou de végétations, et comprennent la série des maux vénériens connus sous les noms 1° d'urétrite, urétro-vaginite, et de leurs accidens sympathiques, tels que l'orchite, l'adénite, etc. ; 2° de chancres, de pustules ulcérées ou sèches ; 3° d'excroissances de toutes formes.

Nous allons rapidement passer en revue tous ces phénomènes, en commençant par ceux qui ont leur siége dans les membranes muqueuses.

1° Symptômes syphilitiques primitifs des membranes muqueuses.

I. Inflammation. $=$ *Urétrites.* — L'inflammation de la membrane muqueuse du canal de l'urètre a été désignée successivement sous les noms de gonorrhée, blennorrhagie, catarrhe urétral, etc. Nous adopterons celui d'urétrite, déjà proposé par Bosquillon, parce que plus exact que les autres dénominations reçues, il indique tout-à-la-fois le siége et la nature de la maladie.

Indépendamment d'un congrès impur, qu'elle reconnaît presque toujours pour cause, l'urétrite peut être occasionée par d'autres causes qui agissent directement ou sympathiquement. Dans le nombre des premières on range la masturbation, les excès du coït avec une femme saine d'ailleurs, la cohabitation avec celles qui négligent les soins de propreté, celles qui ont actuellement leurs règles, qui viennent de les avoir ou qui sont affectées de leucorrhée; et, généralement, toutes les causes qui agissent directement, en irritant le canal de l'urètre. Parmi les causes sympathiques de l'urétrite, on range le travail de la dentition chez les enfans, la présence des vers intestinaux, l'irritation gastro-intestinale, etc. Certains alimens ou boissons ont encore le privilége de lui donner lieu.

L'état moral de l'individu, la susceptibilité des organes génitaux, d'autres circonstances difficiles à apprécier, influent plus ou moins sur la facilité avec laquelle s'opère alors la contagion.

L'inflammation débute presque toujours par la partie antérieure de l'urètre et le plus ordinairement ne paraît pas se propager beaucoup

10

au-delà du méat urinaire; elle ne s'étend plus avant que par l'augmentation de l'irritation, comme le prouve, évidemment l'expérience que le docteur SWEDIAUR a faite sur lui-même.

L'écoulement de l'urètre se manifeste quelque fois le jour même de l'infection, plus souvent les 2me, 3me, 4me, ou 8me, ou même le 15me jour. Les premiers symptômes indiquent une irritation légère de la membrane muqueuse caractérisée par une sorte de chatouillement que le malade rapporte au méat urinaire, bientôt suivi d'envies fréquentes d'uriner, d'un sentiment de plénitude, de pesanteur et de constriction dans la partie inférieure du pénis, enfin de chaleur et de douleur en urinant. Ces symptômes précèdent ordinairement l'écoulement qui se déclare les 3me, 4me ou 5me jours, quelquefois plus tard. La matière d'abord tenue, limpide et blanchâtre augmente à mesure que la douleur diminue; elle devient d'un jaune verdâtre, ensuite l'écoulement diminue progressivement; en même tems les symptômes locaux et sympathiques disparaissent insensiblement. Telle est la marche de la maladie dans les cas les plus favorables. L'urétrite dure depuis 25 jusqu'à 60 jours, mais elle peut se prolonger davantage, comme nous aurons occasion de le dire.

Les choses ne se passent pas toujours ainsi : il survient quelquefois des symptômes plus ou moins graves suivant les circonstances et le ré-

gime que suit le malade ; son âge et son tempérament entraînent aussi une infinité de variations
dans la marche de cette phlegmasie.

La tuméfaction du gland et du reste du pénis
varie en raison du degré de l'irritation : elle
peut devenir assez considérable pour qu'il s'en
suive un phimosis ou un paraphimosis. Il y a
phimosis lorsque la tuméfaction du gland est
portée au point que le malade perd la faculté de
retirer le prépuce et de mettre le gland à découvert ; s'il ne peut plus le ramener sur l'extrémité
de la verge après lui avoir fait franchir la saillie
de la couronne, il y a paraphimosis.

Les douleurs se propageant aux aines, il en résulte quelquefois un engorgement sympathique
des ganglions de cette partie.

L'irritation qui se propage le long des conduits déférens jusqu'aux testicules par le moyen
du cordon, produit d'abord un sentiment douloureux, dans ces organes délicats, d'où peut
résulter une véritable inflammation (*orchite*)
sous l'influence de la cause la plus légère. Cet
accident peut être aussi le résultat de tout ce
qui peut irriter directement le testicule ; si
cette inflammation est intense, il y a diminution ou même cessation de l'écoulement urétral, en vertu de l'axiome médical, *duobus
laboribus simul obortis, vehementior obscurat
alterum.*

L'inflammation peut ne pas se borner à la

*

muqueuse de l'urètre et envahir les parties sous-jacentes, ce qui a lieu principalement à la partie inférieure de la verge, d'où résulte ce qu'on appelle urétrite cordée, parce que le pénis en érection décrit une courbe.

Enfin, l'inflammation de la membrane muqueuse se propage quelquefois à la prostate, à la vessie, aux uretères et aux reins, ce qui constitue des accidens graves.

Parmi les accidens sympathiques de l'urétrite, on ne doit pas omettre la gastro-entérite qui se développe quelquefois lorsque l'irritation de la muqueuse de l'urètre est portée à un haut degré d'intensité.

L'urétrite peut se terminer par résolution, par délitescence suivie ou non de métastase, par suppuration, par gangrène, ou passer à l'état chronique.

1° La résolution est la terminaison la plus favorable, celle qu'on doit toujours tenter quand on est appelé à tems.

2° Si au lieu de se résoudre insensiblement, l'urétrite diminue notablement, ou disparaît brusquement, et qu'un organe s'enflamme, on dit qu'il y a délitescence suivie de métastase. Cette suppression a souvent pour résultat l'ophthalmie (conjonctivite.) Cette phlegmasie a beaucoup de rapport avec l'ophthalmie puriforme des nouveau-nés. Si elle est plus opiniâtre que dans les cas ordinaires, cela tient à la violente inflam-

mation qui l'accompagne ; elle réclame impérieusement la méthode antiphlogistique la plus active. La matière de l'écoulement, fournie par
la muqueuse de l'urètre enflammée, peut aussi
être inoculée directement. C'est ce qui arrive aux
enfans qui sont infectés pendant l'accouchement,
et chez les adultes lorsque la matière d'un écoulement urétral est mis en contact avec la muqueuse oculaire. J'ai entendu rapporter au professeur Boyer l'observation d'une jeune dame,
fort honnête, qui, s'étant lavée la figure avec
une éponge qui avait servi à son frère pour se
bassiner le pénis affecté d'une urétrite, contracta
une conjonctivite dont on ne connut que fort
long-tems après la véritable cause. Les faits de
la même espèce ne sont pas rares. L'otite a été
admise comme possible : celle qui est sympathique a été observée. Il en est de même de l'inflammation de la muqueuse nazale. La fluxion
métastatique s'opère le plus souvent sur le testicule. Toutes ces affections qui succèdent à la
délitescence de l'urétrite ne diffèrent de celles
qui s'observent chez un sujet bien sain que
parce qu'elles sont suivies de la suppression
brusque ou d'une diminution de la phlegmasie urétrale et ne réclament pas de moyens
spéciaux.

3° Anciennement, on considérait l'écoulement
fourni par l'urètre enflammé comme le produit
d'ulcérations dans le canal. On convient aujour-

d'hui que ces ulcères sont fort rares ; cependant les brides et les cicatrices qu'on y observe ne permettent pas de révoquer en doute leur possibilité. En effet, lorsque l'inflammation est très-intense, il en résulte quelquefois de petites ulcérations qui fournissent du véritable pus. Elles peuvent reconnaître encore pour cause l'introduction d'une sonde ou tout autre moyen violent. D'ailleurs, il est fort difficile de les reconnaître sur le vivant.

4° La terminaison par gangrène est fort rare ; elle s'observe quelquefois, comme j'ai eu occasion de le voir, dans le cours d'une gastro-entérite adynamique.

5° Celle par le passage à l'état chronique est très-commune. Cet état offre deux variétés dont le pronostic est bien différent. La première est connue chez les auteurs sous le nom de gonorrhée bénigne ou blennorrhée. L'urétrite aiguë, soit qu'elle ait été abandonnée à elle-même, soit qu'elle ait résisté aux moyens employés pour la combattre, fournit tantôt un flux de matière claire, limpide, ou d'une couleur variable, sans chaleur, douleur ni érection, tantôt un suintement à-peine sensible qui peut persévérer pendant plusieurs années, que la moindre cause exaspère ou supprime. Ces sortes d'écoulemens ne sont pas toujours continus ; ils cessent parfois à des intervalles plus ou moins rapprochés. Lorsqu'on a occasion d'examiner le canal des individus atteints de cette variété, on observe les traces d'une légère phlegmasie sans épaississement des parois du canal. Cet état peut se prolonger, pendant plusieurs années, sans entraîner d'autres accidens qu'une légère démangeaison le long du canal et un suintement continuel ou intermittent.

Mais si l'inflammation, ne se bornant plus à la membrane muqueuse, attaque les tissus sousjacens, le cas est beaucoup plus grave et développe d'autres accidens. L'effet de l'extension de cette phlegmasie, a pour résultat le rétrécissement du canal de l'urètre. Il arrive souvent alors que l'irritation se concentrant sur un point limité de l'urètre, donne naissance à une ou plusieurs ulcérations, à des adhérences ou à des dépôts de matière concrescible, suivant l'opinion de Ducamp, qui resserrent les tissus et en augmentent l'épaisseur; de là, engorgement de ses parois, épaississement de la membrane muqueuse du canal, et par suite diminution de son calibre. Ces rétrécissemens font des progrès très-lents : les malades d'abord s'en aperçoivent à-peine, mais bientôt le jet de l'urine diminue, son excrétion devient de plus en plus difficile, et il vient un moment où elle est impossible.

Plus de développement sur cette matière n'entrant pas dans le sujet de ce mémoire, nous devons nous borner à noter cet accident comme le résultat possible de la phlegmasie chronique de la membrane muqueuse du canal de l'urètre ; l'ouvrage de DUCAMP et ceux publiés sur la même matière par MM. LALLEMAND, AMUSSAT, etc., fournissent tout ce qu'on peut désirer sur ces maladies dont le traitement a été singulièrement éclairé dans ces derniers tems.

L'urétrite peut-elle donner lieu aux symptômes consécutifs ? La solution de cette question n'offrirait pas beaucoup de difficultés, si l'on s'en rapportait au témoignage de beaucoup de praticiens tels que ASTRUC, HUNTER, PETIT, SWEDIAUR, CULLERIER, LAGNEAU, qui citent des exemples d'infection générale à la suite des urétrites. Ces médecins admettent une identité parfaite entre le virus gonorrhéïque et le virus vénérien, tandis que DUNCAN, FABRE, HALLER, FRANCK et surtout B. BELL et son traducteur ont émis une opinion contraire.

Une preuve qui a paru sans réplique aux partisans de l'identité des deux maladies est celle fournie par l'observation de trois jeunes gens qui communiquèrent successivement avec la même fille publique. Le premier fut atteint d'un écoulement au bout de trois jours ; un bubon se manifesta chez le second, dix jours après ; et le troisième se retira sain et sauf. Cependant la fille n'avait qu'un simple écoulement sans ulcérations. Cette preuve ne serait pas sans réplique, puisque l'expérience prouve que des adénites peuvent être le résultat d'une urétrite non vénérienne.

D'ailleurs, on ne peut nier, sans se réfuser à l'évidence, que des symptômes secondaires se déloppent quelquefois à la suite d'une urétrite, comme l'ont remarqué Swediaur, Cullerier, Lagneau et beaucoup d'autres praticiens distingués. Si ces phénomènes sont moins fréquens après des phlegmasies de l'urètre qu'après des ulcérations vénériennes, cela dépend, sans doute, de ce que beaucoup de ces urétrites doivent leur développement à des causes étrangères à la syphilis, tandis que la plupart des ulcérations qu'on observe aux parties génitales, sont le résultat de l'infection vénérienne.

Le mercure n'a pas ici, plus que dans les autres symptômes vénériens, le privilége de prévenir le développement des accidens consécutifs. Nous pourrions, à ce sujet, rapporter l'exemple d'un de nos malades, atteint d'une urétrite récente et qui voulut absolument être traité par la liqueur de Van Swieten. Sur ses instances réitérées, elle lui fut administrée avec toutes les précautions convenables, et cependant, quelque tems après, il se manifesta des pustules humides à l'anus et des douleurs ostéocopes qui cédèrent à un traitement local secondé des boissons sudorifiques, d'un régime sévère, des bains, etc.

J'ai déjà fait remarquer que nous ne possédions aucun signe au moyen duquel on pût distinguer l'urétrite syphilitique de celle qui est due à toute autre cause. L'une et l'autre peuvent donner lieu aux coarctations de l'urètre, comme l'ont observé BOYER, HUNTER et LALLEMAND.

Dans l'état actuel de nos connaissances, est-il possible de déterminer quand et comment l'urétrite est contagieuse? Il est très-difficile de répondre à cette question. BELL, considérant les écoulemens de l'urètre comme étant d'une nature différente de la syphilis, ne lui reconnaissait pas la faculté de développer la vérole; il pensait que l'urétrite perdait la propriété contagieuse à son déclin, lorsque l'inflammation était calmée. L'observation confirme l'opinion de ce médecin et démontre que les urétrites naissantes et celles dont l'inflammation a conservé toute son intensité sont, dans la plupart des cas, facilement contagieuses, tandis qu'elles conservent rarement ce caractère dans les nuances chroniques ou lorsqu'elles sont accompagnées de symptômes inflammatoires peu manifestés.

Vaginite (urétro-vaginite). — Je désigne sous ce nom la phlegmasie de la membrane muqueuse génito-urinaire chez la femme.

C'est mal-à-propos que les auteurs distinguent à l'urétro-vaginite trois variétés qui ne sont que trois degrés de la même maladie. Que l'inflammation occupe la vulve, le vagin ou l'urètre, c'est toujours la même affection qui réclame les mêmes moyens thérapeutiques.

SWEDIAUR ayant remarqué que l'inflammation occupait le plus souvent une partie ou la totalité du vagin, l'a désignée sous le nom de vaginite; mais l'observation prouve que, dans certains cas, elle est bornée à la vulve et que, dans des circonstances plus rares, elle a son siége aux environs ou même dans le canal de l'urètre; enfin, elle envahit ces différentes parties à-la-fois ou successivement. Il est inutile de faire observer que les symptômes sont différens, suivant la partie qui est le siége de la phlegmasie. Celles qui sont récentes, sont rouges, plus ou moins tuméfiées et très-sensibles. Le passage des urines cause d'ordinaire des douleurs et des cuissons très-vives.

Les sympathies que développe cette phlegmasie chez la femme, sont moins étendues que celles qu'on observe chez l'homme. Elle se propage cependant quelquefois aux ganglions inguinaux, à la vessie, aux reins, etc. Elle peut affecter les mêmes terminaisons que l'urétrite, mais elle a plus de tendance que cette dernière à prendre le caractère chronique.

On convient généralement des difficultés qu'offre le diagnostic de cette maladie. En effet, il n'existe pas de signe caractéristique propre à faire distinguer la leucorrhée de l'urétro-vaginite; l'erreur est encore plus facile lorsque celle-ci est chronique. L'aveu de la femme peut, sans doute, dans quelques cas, mettre sur la voie de la vérité, mais cette ressource augmente souvent l'embarras du médecin qui ne peut toujours lui accorder une entière confiance.

Le problème des propriétés contagieuses de la maladie est encore plus difficile à résoudre chez la femme que chez l'homme. En effet, on voit tous les jours des individus cohabiter impunément avec des femmes affectées d'écoulemens, sans qu'il résulte aucun accident de cette communication; tandis que d'autres parfaitement saines et à l'abri de tout soupçon, affectées de fleurs blanches copieuses, communiquent des urétrites aux individus qui ont des rapports avec elles. Enfin, la secrétion du vagin acquiert quelquefois, chez certaines femmes, des qualités irritantes qui suffisent pour produire des urétrites chez les hommes qui exercent le coït avec elles.

II. Ulcérations. == *Ulcères (chancres)*. — Les ulcérations qui résultent d'un coït impur, s'observent ordinairement chez l'homme, à l'intérieur du prépuce ou sur la surface du gland. Toutes ne reconnaissent pas pour cause la syphilis : il en est qui sont dues à toute autre cause, comme l'avait déjà fait remarquer Swediaur.

Les parties qu'elles occupent chez la femme, sont l'intérieur des grandes lèvres, les nymphes, le clitoris, les environs du méat urinaire; l'intérieur du vagin, la commissure postérieure, etc.

Ces ulcères se développent lentement et plutôt ou plus tard, rarement passé le 15me jour

après l'acte vénérien. Ils sont ordinairement précédés de l'apparition d'un petit point enflammé,
rouge ; où le malade éprouve de la chaleur, du
chatouillement, du prurit. Ce point s'agrandit,
s'engorge ; de son centre s'élève un bouton mi-
liaire, rougeâtre dont le sommet blanchit et s'ulcère. L'érosion s'élargit et devient une ulcération
dont les progrès et l'aspect varient suivant l'inflammation qui l'accompagne.

La marche des ulcères vénériens varie suivant
qu'ils sont abandonnés à eux-mêmes ou qu'ils
sont traités par telle ou telle méthode thérapeutique. Une ulcération récente, peu enflammée,
abandonnée aux seuls efforts de la nature, et
si le malade a la précaution de prendre quelques
soins de propreté, diminue insensiblement et
se cicatrise en peu de jours. D'autres fois, elle
reste stationnaire, plus ou moins de tems,
tandis que dans d'autres circonstances, surtout
si elle est très-enflammée, et si l'on néglige les
soins de propreté, elle s'agrandit rapidement en
surface et en profondeur et prend un aspect
grisâtre ou lardacé.

Lorsque ces ulcérations sont combattues de
prime abord par les bains, les antiphlogistiques
et le régime, elles cèdent ordinairement avec
facilité. Le traitement mercuriel, ou tout autre
analogue, ne réussit même, dans la plupart des
cas, qu'après l'emploi des antiphlogistiques ;
il échoue le plus souvent, lorsqu'ils sont très-

irrités, et qu'ils ont réveillé un grand nombre de sympathies; circonstances qui favorisent singulièrement le développement ultérieur des accidens consécutifs. En général, les chancres sont d'autant plus difficiles à guérir qu'ils sont plus enflammés et plus anciens.

Les ulcères vénériens des parties génitales, chez l'homme, peuvent être compliqués de phimosis, de paraphimosis, d'urétrite, et, chez les deux sexes, de bubons ou adénites.

Accidens sympathiques des ulcères. — *Bubons* (*adénites*). — Le bubon ou adénite est une tumeur inflammatoire des ganglions lymphatiques qui avoisinent une surface enflammée ou ulcérée. Cependant il arrive quelquefois qu'ils se développent sans avoir été précédés d'autres symptômes locaux. Ce qui établit deux variétés : 1° les bubons primitifs qui se manifestent d'emblée, comme on le dit vulgairement; c'est-à-dire, sans avoir été précédés d'autres symptômes locaux ; 2° les bubons sympathiques qui résultent de la propagation de l'irritation d'une phlegmasie ou d'ulcères situés sur une surface voisine. Il peut donc se former des bubons dans toutes les régions du corps où il y a des ganglions sympathiques auxquels aboutissent des vaisseaux du même ordre nés des parties qui sont le siége de phlegmasies ou ulcérations vénériennes. Ainsi, on observe de ces tumeurs aux glandes inguinales, à celles du creux de l'aisselle, à celles de la machoire inférieure, du col, etc., lorsque les surfaces voisines de ces glandes sont le siége de phlegmasies ou d'ulcères vénériens. Il ne sera question ici que des adénites qui se développent aux aines.

Faut-il, avec certains médecins, attribuer le développement inflammatoire des ganglions lymphatiques des aines à l'absorption du virus vénérien appliqué sur la surface muqueuse des organes génitaux? Ou bien, faut-il, suivant l'opinion de quelques autres, considérer la tuméfaction de ces ganglions comme le simple produit sympathique de l'inflammation? C'est à tort que l'on considère encore les engorgemens inguinaux, soit qu'ils se développent de prime abord, soit qu'ils se manifestent pendant la durée des urétrites ou des ulcérations vénériennes, comme le résultat du virus et de son transport par les lymphatiques dans les ganglions voisins ; ce phénomène est le produit d'une irritation ganglionnaire opérée par sympathie, analogue à ce qui arrive aux enfans qui ont des phlegmasies du cuir chevelu. Aussi, l'apparition de ce symptôme ne nécessite, presque jamais, l'emploi d'un traitement mercuriel. S'il devient utile de recourir à l'emploi des stimulans à l'intérieur, ce ne peut être que pour produire la révulsion sur d'autres organes, afin de favoriser la résolution de ces ganglions tuméfiés.

Le degré d'intensité de l'inflammation qui accompagne ces tumeurs, établit la différence des bubons en inflammatoires ou phlegmoneux, et en indolens. Les premiers caractérisés par la chaleur, la douleur, la rougeur, tendent à la suppuration, si on les abandonne aux seuls efforts de la nature ; les seconds caractérisés par un état inflammatoire moins manifeste, sont durs, peu douloureux ou indolens, tendent à se prolonger indéfiniment et rentrent dans le genre des subinflammations de M. BROUSSAIS.

L'adénite peut se terminer par résolution, suppuration, gangrène ou par induration.

La résolution est la terminaison la plus heureuse, celle qu'on doit toujours avoir en vue d'obtenir. On ne croit plus aujourd'hui à la nécessité de faire suppurer les bubons pour favoriser la sortie du virus.

La suppuration s'établit quelquefois malgré l'emploi le plus méthodique des antiphlogistiques. Cette terminaison est moins favorable que la précédente, parce qu'elle retarde beaucoup la guérison du malade et l'expose à une série d'accidens qui viennent contrarier la cicatrisation. Lorsqu'on n'a pu l'éviter, il ne reste plus qu'à diriger l'inflammation de manière à ce que la guérison ne se fasse pas trop attendre.

La gangrène n'a lieu que dans des cas fort rares, et reconnaît pour cause l'intensité de l'inflammation.

L'induration est une terminaison assez com-

mune : c'est une sorte de phlegmasie chronique
dont la guérison est souvent très-longue.

En général, les adénites offrent dans leur
marche et leur terminaison des variétés infinies
qui dépendent de la disposition du malade, et du
degré d'inflammation qui accompagne la maladie.

III. VÉGÉTATIONS. = *Végétations ou excroissances.* — L'application d'une surface enflammée
ou ulcérée peut donner lieu, sur les surfaces mu
queuses, à des productions accidentelles, connues
sous le nom générique d'excroissances ou de végétations, auxquelles on a donné des noms bizarres, tirés de la ressemblance qu'on a cru leur
trouver avec divers objets.

La membrane muqueuse qui tapisse les organes génitaux des deux sexes, est le siége le plus
ordinaire de ces végétations. Chez les hommes, le
gland, la couronne ou les environs du frein en
sont principalement affectés. Chez les femmes,
qui paraissent être plus exposées à ce symptôme
vénérien, elles se développent aux grandes et
petites lèvres, sur le clitoris, dans toute l'étendue
de la vulve, à la commissure postérieure, etc. ;
elles se manifestent souvent au pourtour des ulcérations et des pustules.

Elles varient autant par leur volume que par
leur forme. Quoiqu'elles soient le plus souvent
consécutives, cependant elles peuvent, comme les
ulcères, être le résultat immédiat de la contagion
syphilitique.

12

Nous avons fait remarquer, dans la première partie de ce mémoire, qu'il pouvait se manifester aux parties génitales des deux sexes, des végétations tout-à-fait étrangères à la syphilis, et que le diagnostic présentait, dans quelques circonstances, des difficultés.

Les végétations sont tantôt vasculaires, d'autres fois elle ne paraissent jouir que de très-peu de vitalité. Les premières, grénues, rouges, lorsqu'elles fournissent un suintement séreux, sont susceptibles de donner lieu à un symptôme vénérien; celles, au contraire, qui sont sèches, décolorées, verruqueuses, ne communiquent que très-rarement la syphilis.

Toutes les végétations ont une grande tendance à se reproduire lorsqu'elles ont été détruites.

2° Symptômes syphilitiques primitifs de la peau.

Si la syphilis a moins d'action sur la peau que sur les membranes muqueuses, cela tient sans doute à ce qu'un épiderme épais la garantit contre son impression. Cependant cette enveloppe ne la met pas toujours à l'abri de la contagion : celle-ci est très-facile lorsque la peau est accidentellement privée de son épiderme.

Les symptômes primitifs vénériens se manifestent sur les tégumens des organes génitaux, comme sur la membrane muqueuse, sous la forme

1° de phlegmasies, 2° d'ulcérations, et 3° de végétations.

I. INFLAMMATIONS. = *Ephélides, pustules.* — Les éphélides, les pustules sèches, certaines rugosités de la peau, qui se dévellopent, après un contact impur, sur les parties génitales ou dans leur voisinage, sont de véritables points phlegmasiques de la peau. Ces symptômes vénériens sont considérés, par la plupart des auteurs, comme des symptômes consécutifs de la syphilis. Cependant, pourquoi n'admettrait-on pas des pustules primitives, puisqu'on observe tous les jours des ulcères primitifs du derme? M. LAGNEAU en reconnaît de primitives; il assure qu'elles sont plus communes chez les femmes que chez les hommes, et que la malpropreté favorise surtout leur développement.

Les éphélides et les pustules, qui en sont le deuxième degré, se déclarent d'abord sur le scrotum, au périné, près de la vulve, à l'intérieur des cuisses, et se propagent quelquefois au front, sur les tempes, le cuir chevelu, la poitrine, le cou, les épaules, etc. Elles restent souvent stationnaires dans le lieu où elles se sont d'abord manifestées; quelquefois elles disparaissent pour se reproduire ailleurs. Elles sont plates, semblables aux éphélides herpétiques, séparées et distinctes, plus ou moins étendues, d'une couleur variable, mais ordinairement d'un jaune cuivreux, et ne causent aucune douleur.

Les pustules offrent une partie de ces caractères : elles sont plus saillantes, quelquefois rugueuses, et fournissent une exsudation épaisse, exhalant une odeur particulière. Cette affection est toujours plus ou moins rebelle.

II. ULCÉRATIONS. = *Ulcères de la peau*. — Les ulcères primitifs de la peau occupent les mêmes parties que les pustules auxquelles ils succèdent souvent. Ils n'offrent rien de particulier, et ne font pas éprouver pour leur guérison, comme on l'a cru mal-à-propos, plus de difficultés que les ulcères des membranes muqueuses.

III. VÉGÉTATIONS. = *Végétations*. — Les végétations des tégumens qui recouvrent les organes génitaux sont rarement primitives, et présentent les mêmes caractères et les mêmes indications curatives que celles que l'on observe sur les membranes muqueuses.

***

TROISIÈME PARTIE.

Traitement des affections syphilitiques des parties génitales en particulier.

Après avoir considéré d'une manière générale le traitement de la syphilis, je vais faire, à chaque symptôme primitif en particulier, l'application des préceptes généraux développés dans la première partie de ce mémoire, et indiquer dans quelles circonstances on doit avoir recours à l'une ou à l'autre des deux méthodes que j'ai reconnu susceptibles de procurer leur guérison, et qui consistent dans l'emploi : 1° des applications locales et des antiphlogistiques, 2° des excitans qui agissent presque toujours comme révulsifs.

La première se compose des saignées générales et locales, de la diète ou d'un régime approprié à l'état du malade, des boissons aqueuses, délayantes ou mucilagineuses, tièdes ou froides suivant la saison, des bains généraux et locaux, des applications tantôt émollientes (comme cataplasmes, fomentations, bains de vapeurs) tantôt sédatives, tantôt stimulantes.

La méthode révulsive se compose de l'emploi méthodique des substances excitantes des trois règnes, qui ont été employées, jusqu'à ce jour, contre les affections vénériennes, telles que les préparations mercurielles, d'or, d'iode, les bois sudorifiques, etc.

Nous avons déjà fait remarquer que les antiphlogistiques devaient toujours être employés de préférence dans les phlegmasies aiguës, au moins à leur début; que cette méthode assurait presque toujours le succès des révulsifs; que, si, dans les phlegmasies chroniques, ils ne déployaient pas une efficacité aussi prom-

pte, ils procuraient au médecin qui persévé-
rait dans leur emploi des succès inespérés;
que leur combinaison avec ces stimulans, fa-
vorisait même l'action de ces derniers, lorsque
l'indication de ceux-ci était la plus évidente;
enfin, que la méthode révulsive devait être diri-
gée avec beaucoup de prudence, le choix de tel
moyen de cette espèce n'étant pas indifférent
pour le succès.

1ᵉ Traitement des phlegmasies primitives des membranes
muqueuses des parties génitales chez les deux sexes. —
(Urétrites.)

L'expérience prouve tous les jours que de
tous les symptômes syphilitiques, l'urétrite est
celui qui, abandonné à lui-même, guérit avec le
plus de facilité, pourvu que, pendant sa durée,
le malade mène une vie sobre et régulière. Cette
observation est confirmée par les succès que les
chirurgiens militaires retirent de l'emploi des
seuls antiphlogistiques dans le traitement des
urétrites chez les soldats; et, bien que très-peu
de ceux-ci aient assez de docilité pour se priver
des boissons alcooliques, ils suffisent, dans la
plupart des cas, pour en procurer la guérison.
Quoique je sois bien éloigné de n'attacher aucune importance aux autres moyens thérapeutiques, je dois déclarer que lorsque les malades
sont assez dociles pour observer ce traitement,

que je suis dans l'usage d'employer dès le début, rarement l'urétrite se prolonge au-delà de 25 à 40 jours.

Si j'étais consulté par un individu jeune, fort, pléthorique et atteint, pour la première fois, d'une urétrite, je conseillerais une saignée générale, une boisson délayante ou mucilagineuse, un régime composé d'alimens végétaux, de viandes blanches peu ou point assaisonnées, l'abstinence des liqueurs fermentées ou stimulantes, de petites applications de sangsues le long de la verge ou au périné, réitérées tous les cinq ou six jours, des bains locaux et généraux, des cataplasmes ou des fomentations émollientes autour du pénis, le repos, l'abstinence des plaisirs de l'amour, les demi-lavemens, etc. Ces moyens suffisent dans la plupart des cas; cependant, si l'écoulement persévère, s'il est accompagné de symptômes inflammatoires très-prononcés, on insiste sur les antiphlogistiques. Si, au contraire, l'inflammation et les sympathies qu'elle avait éveillées étant calmées, l'écoulement persévère, il faut tenter la révulsion au moyen d'une des nombreuses substances qui ont été proposées.

Les substances excitantes qui ont été préconisées pour obtenir la guérison de l'urétrite sont très-variées et en grand nombre. Je vais rapidement passer en revue les plus communément employées. 1º Les *diurétiques*, tels que le ni-

traté de potasse, les racines de fraisier, d'as-
perge, etc., exercent sur l'estomac une action
stimulante qui a souvent pour résultat une augmentation dans la secrétion des urines. Ce moyen
ne convient pas pendant la période d'acuité,
il faut alors éviter tout ce qui peut exciter l'appareil génito-urinaire.

2° Dans les mêmes circonstances, les purgatifs
doivent être proscrits. On donne la préférence
aux sels neutres, qui produisent une irritation
passagère sur le tube intestinal. Pour obtenir
de cette médication tous les avantages possibles,
on ne doit la mettre en pratique qu'autant que
les voies digestives sont dans l'état physiologique.

3° L'*opium*, qu'on a proposé à titre de calmant, est loin d'agir toujours comme tel; on
peut en dire autant du *camphre*, qu'on regarde
assez généralement comme un excellent moyen
d'apaiser les érections; les expériences de M. Orfila ont prouvé que cette dernière substance
était un puissant excitant de l'estomac. Aussi, je
ne considère l'action calmante qu'on lui attribue
que comme indirecte et consécutive à l'irritation
qu'elle développe dans les premières voies.

4° Parmi les substances résineuses, le *baume de
copahu* et la *térébenthine* sont celles qui ont
été le plus préconisées. Bell, Ribes, Ansiaux,
Delpech, etc., ont prodigué de grands éloges au
copahu, administré à hautes doses, dès le début

de l'urétrite, et même pendant toute la force de l'inflammation. Si cette résine réussit souvent, quelquefois elle n'a aucune influence sur l'urétrite, et dans beaucoup de circonstances elle l'exaspère.

Le copahu, auquel on ne peut contester des propriétés très-puissantes, n'offre pas les mêmes avantages dans tous les cas. Si cette substance procure souvent la guérison des urétrites chroniques, chez des sujets dont les organes sont sains ou peu impressionnables, nous avons eu de fréquentes occasions d'observer les accidens qui résultaient de son emploi intempestif, et nous nous sommes fait une règle de ne la conseiller que dans les nuances chroniques, ou qu'après avoir appaisé par un traitement antiphlogistique très-actif, l'inflammation locale et les sympathies que celle-ci avait développées. On trouve d'ailleurs un grand nombre de malades très-excitables ou doués d'une grande prédominance sanguine, chez lesquels les moindres doses de copahu produisent des accidens tels qu'on est forcé d'en suspendre l'usage. Au reste, dans le commerce, on le trouve souvent sophistiqué, ce qui doit encore rendre plus réservé dans son emploi lorsqu'on n'a pas les moyens de s'assurer de sa fidélité.

M. Delpech a tracé de la manière la plus lumineuse, la conduite qu'on devait tenir dans ces circonstances.

Les potions de Choppart, de Delpech, la

13

mixture brésilienne de Lepère, etc., dont le copahu forme la base, rentrent dans ce que nous venons de dire de cette résine.

Nous administrons ordinairement le copahu à la dose d'un gros à deux gros dans une émulsion, en bols, etc. S'il se manifeste de la sensibilité à l'épigastre, de la soif, des coliques ou tout autre symptôme indicatif d'une irritation gastro-intestinale, nous en suspendons ou en cessons l'usage suivant la gravité des accidens qui en ont été le résultat.

Nous devons, d'ailleurs, faire remarquer que l'on n'obtient des succès marqués de son usage, que chez les sujets anémiques, peu irritables, et dans les urétrites chroniques.

Mais si l'administration du copahu, par la voie de l'estomac, a quelquefois des suites fâcheuses, son introduction par l'anus en lavement ne pourrait-elle pas conserver à cette résine tous ses avantages sans risquer de produire les mêmes accidens? Des essais ont été tentés dernièrement par M. Velpeau. Il rapporte dans un journal de médecine [1] 22 observations dont voici les résultats généraux. Le baume de copahu, administré par l'anus, diminue, à-peu-près constamment, les écoulemens de l'urètre, soit chez l'homme, soit chez la femme. Il produit cet effet les 4, 5, 6, 7, ou 8me jours; plus souvent il les réduit au tiers seulement de leur abondance;

[1] Archives générales de médecine, tom. XIII, pag. 53

quelquefois il ne les fait cesser qu'à moitié; et, règle générale, après la 8me ou la 10me prise, son action devient nulle s'il n'a pas réussi complettement. On commence par deux gros qu'on porte progressivement jusqu'à 4, 6 et même 8, suivant les individus. On le fait délayer dans un jaune d'œuf et on l'étend dans la décoction de racines de guimauve. Quelquefois il est bon d'y ajouter un grain ou un demi-grain d'opium. Il est important que le lavement soit absorbé en grande partie.

Nous avons employé, nous-même, deux fois le copahu en lavement, avec les précautions indiquées par M. Velpeau, sans avoir obtenu de succès.

5° *Le poivre cubèbe* a, avec le copahu, quelques rapports d'action. Il est moins actif et n'a pas une efficacité plus certaine. J'ai traité un certain nombre d'individus par ce moyen : les observations en ont été insérées, dans le tems, dans un recueil périodique. Mais depuis, je me suis assuré que le cubèbe n'avait pas sur les autres moyens de supériorité marquée. On guérit avec lui comme avec le copahu, les sangsues, etc. On doit se conformer, pour son administration, aux mêmes préceptes que pour le copahu. « Injecté dans le gros intestin, dit M. Velpeau, « son usage a, à-peu-près, les mêmes résultats « que la résine de copahu. »

6° *L'extrait de genièvre*, d'une action encore

plus faible que le copahu et le cubèbe, peut utilement remplacer ces deux substances lorsqu'on est consulté pour un individu très-impressionnable. On l'administre ordinairement depuis une demi-once jusqu'à une once en pilules, etc.

7° Malgré la bonne opinion que M. RICHOND a de l'efficacité de l'*iode*, je ne puis la partager entièrement. J'ai employé quelquefois cette substance, et toujours sans succès marqués. Mes expériences, à ce sujet, sont parfaitement conformes à celles qui ont été faites à l'hôpital militaire de Metz, par le chef du service des vénériens. D'ailleurs, son administration doit être soumise aux mêmes règles et précautions que le baume de copahu. MM. HENRY et RICHOND prescrivent la teinture alcoolique d'iode à la dose de 15 à 20 gouttes et augmentent graduellement jusqu'à 30, 40 et même 50 gouttes, matin et soir, dans une potion gommeuse.

8° Les *vésicatoires* et la *pommade stibiée* du docteur AUTENRIETH ont à-peu-près la même action. Le premier de ces moyens a quelquefois l'inconvénient grave de réveiller l'irritation de la muqueuse de l'urètre, et de la propager à la vessie et aux reins ; il ne peut donc convenir que dans les urétrites chroniques. J'en ai obtenu, dans un cas, la cessation d'un écoulement qui avait résisté aux antiphlogistiques et au copahu. La pommade stibiée a une action plus faible que le vésicatoire, et n'a pas l'inconvénient de porter son influence sur l'appareil gastro - urinaire.

9° Si les excitans, employés sur une partie éloignee du siége de la phlegmasie, ont donné lieu à des accidens, leur application sur la surface enflammée ne devrait pas avoir de plus heureux succès; cependant, il se trouve des praticiens assez hardis pour l'exécuter, et le succès a couronné quelquefois cette tentative. Bell est celui qui a le plus préconisé cette méthode, appelée, par M. Jourdan, perturbatrice. Il prétend qu'elle réussit à toutes les périodes de l'urétrite, mais qu'elle agit avec plus de promptitude au début que dans les derniers tems de la phlegmasie. Il prescrit néanmoins de s'en abstenir, lorque l'inflammation s'étend à plus d'un pouce de profondeur; qu'il y a fièvre, etc.

C'est en *injections* que consiste cette méthode. Les principales substances dont on les compose sont : les sels mercuriels, l'acétate de plomb, les astringens en décoction, etc.

Je considère les injections comme un moyen infidelle et souvent dangereux. En les employant dans l'état aigu, on court le risque ou d'augmenter l'inflammation en l'étendant à une plus grande profondeur, ou, ce qui est plus fâcheux encore, de donner lieu à des métastases fâcheuses sur d'autres organes. M. Charmeil, à qui je les ai vu employer, à l'hôpital militaire de Metz, en a retiré très-peu d'avantages. Il réussissait souvent à faire cesser momentanément l'écoulement de l'u-

rètre, mais celui-ci ne tardait pas à reparaître, au bout de peu de jours, avec plus d'abondance, et accompagné d'un surcroît d'inflammation.

Dans l'état chronique, les injections ont moins d'inconvénient; cependant leur usage expose au rétablissement de l'état aigu. J'ai employé avec avantage, en injection, une décoction de roses de provins ou d'écorce de grenadiers, avec addition d'une forte dose d'extrait d'opium, pour combattre des écoulemens anciens, sans lésion de tissu, et qui avaient résisté à tous les autres moyens. Quoiqu'en pareil cas ma conduite ait été couronnée de succès, je suis bien loin de la proposer pour exemple.

10° Lorsqu'on considérait le mercure comme le seul remède efficace de la syphilis, on convenait qu'il ne procurait aucun avantage dans les inflammations du canal de l'urètre; il avait même été proscrit de leur traitement par quelques praticiens, tandis que d'autres conseillaient encore de l'employer, par précaution, pour prévenir le développement possible des accidens secondaires. Aujourd'hui qu'on est moins convaincu de la spécificité du mercure, on regarde son usage comme tout-à-fait superflu dans le traitement de l'urétrite. Cependant, M. LAGNEAU donne le précepte de toujours faire subir au malade, dans ce cas, par précaution, un court traitement mercuriel, ce qui, à notre avis, ne rend la cure ni plus solide, ni plus courte.

On peut, je crois, des considérations précé-
dentes, tirer les conséquences pratiques suivantes :

1° L'expérience ayant prouvé que l'urétrite
cédait souvent aux seuls efforts de la nature, secondés d'un bon régime et de précautions hygiéniques, on doit toujours la combattre, à son
début ou lorsque l'inflammation est manifestée,
par la saignée, les sangsues, les applications
émollientes et les autres antiphlogistiques.

2° Ces moyens n'ayant pas suffi pour tarir
l'écoulement urétral, les excitans, à titre de révulsifs, se trouvent indiqués, pourvu que l'inflammation soit calmée et qu'il n'existe aucune
contre indication.

3° Quelque soit celui dont on aura fait choix,
on devra l'administrer avec prudence, en suspendre l'usage s'il détermine des accidens, et,
dans le cas contraire, insister assez long-tems
pour s'opposer au retour de la maladie.

4° L'application des stimulans sur la surface
enflammée offre moins d'avantages que les autres
médicamens. Leur emploi dans l'urétrite aiguë
peut avoir de graves inconvéniens, que ne ba-
lance pas l'utilité qui peut en résulter dans quelques cas : une saine doctrine s'oppose à leur
emploi à cette période de la maladie. Dans les
nuances chroniques, sans lésion de tissu, l'application des excitans a moins d'inconvéniens ; l'art
offre néanmoins d'autres ressources qu'on doit

toujours préférer, et dont on doit faire l'essai avant d'en venir à ce moyen.

Les accidens qu'on observe le plus souvent pendant le cours de l'urétrite aiguë, sont : 1º la suppression ou la diminution de l'écoulement, accompagnée de l'*orchite*, d'une métastase sur la membrane muqueuse oculaire (*conjonctivite*), du nez ou de l'oreille; 2º l'urétrite cordée; 3º le phimosis ou le paraphimosis.

1º L'écoulement urétral peut diminuer ou cesser tout-à-fait, soit par la manifestation d'une irritation dans un point éloigné du siége du mal, soit parce que la phlegmasie de l'urètre aura reçu, par une cause quelconque un surcroît d'inflammation. La conduite à tenir, dans ces deux cas, n'est pas absolument la même.

Lorsque cette suppression est due à la première cause, les topiques émolliens, quelques sangsues le long du pénis, des bains locaux, des boissons adoucissantes, etc., suffisent presque toujours pour ramener l'inflammation dans les conditions favorables au rétablissement de la sécrétion muqueuse.

On devrait se conduire différemment si une irritation fixée sur un autre organe était la cause de cette suppression.

Lorsque la suppression de l'écoulement de l'urètre reconnaît pour cause l'engorgement inflammatoire des testicules, la première indication à remplir consiste à combattre cette phlegmasie par les saignées locales ou générales, suivant les circonstances, les applications émollientes, les bains, les demi-lavemens, et un régime approprié à l'état du malade. Lorsque l'inflammation est notablement diminuée, que le malade n'éprouve plus de douleurs, l'écoulement se rétablit le plus souvent; on peut alors, pour favoriser la résolution de l'engorgement testiculaire, substituer aux émolliens, les applications froides d'oxicrat, de sous-acétate de plomb, l'usage d'un léger révulsif sur le tube intestinal, etc. On a proposé d'introduire alors une sonde dans la vessie, afin de rappeler l'irritation à son siége primitif. MM. Swediaur et Ribes proposent, dans la même intention, l'inoculation de la matière provenant d'une urétrite aiguë; mais nous avons déja fait remarquer que ce dernier moyen serait presque toujours insuffisant. Quant à l'introduction d'un corps étranger dans le canal de l'urètre, cette manœuvre est plus nuisible qu'utile, et ne produit guère le résultat qu'on se propose en l'employant. L'expérience ayant démontré que le moyen le plus efficace de rétablir l'écoulement était d'obtenir la guérison de l'inflammation testiculaire, c'est à combattre cette phlegmasie qu'on doit toujours s'attacher.

L'ophthalmie qui succède à la diminution ou à la suppression de l'urétrite, qu'elle soit bornée à la membrane muqueuse ou qu'elle attaque les parties profondes de l'œil, réclame l'emploi des

14

antiphlogistiques les plus actifs. Lorsque l'inflammation a cédé à ces moyens, on retire quelques avantages des révulsifs, tels que les pédilu-
ves sinapisés, l'application d'un vésicatoire ou de
la pommade stibiée aux tempes ou à la nuque.
Un vomitif me procura, dans un cas pareil que
j'eus à soigner avec M. GUILLIÉ, un succès mar-
qué. Ce moyen pourrait convenir lorsqu'il
n'existe aucune contre indication.

Ce que nous venons de dire s'applique au
traitement de l'inflammation de la membrane
muqueuse qui tapisse les fosses nazales et l'oreille. D'ailleurs, le traitement des accidens sympathiques ou métastatiques survenus pendant une
urétrite, ne réclame pas des moyens thérapeutiques différens de ceux employés dans les cas
ordinaires.

2º L'urétrite cordée réclame impérieusement
l'emploi de la méthode antiphlogistique. BELL
donne le précepte des applications de sangsues
sur le lieu même où s'opère la flexion du pénis.
C'est, en effet, le moyen le plus efficace de remédier à cet accident.

3º Le phimosis et le paraphimosis compliquent souvent l'urétrite. S'ils sont caractérisés
par des symptômes inflammatoires manifestes,
ils doivent être combattus de bonne heure par
les antiphlogistiques; s'ils sont accompagnés
d'œdème, on doit employer de préférence de
légers stimulans. Dans les cas extrêmes, l'inci-

sion du prépuce devient nécessaire, et on l'opère
de suite par les procédés connus et dont la description ne peut trouver ici sa place.

On doit, je crois, attribuer la fréquence des
urétrites chroniques aux erreurs de régime,
commises par les malades, et souvent aussi, à la
médication employée dans leur état aigu.

Elle peut tenir à un point phlegmasique limité du canal de l'urètre : dans ce cas, son traitement rentre dans ce que nous avons dit précédemment. L'emploi des antiphlogistiques,
dont l'utilité ne saurait alors être contestée doit
cependant être associé à celui des stimulans. Les
révulsifs externes offrent aussi des ressources
précieuses. Du reste, un régime approprié à
l'état du malade, l'abstinence du coït, doivent
toujours seconder l'action de ces moyens.

Il arrive quelquefois que les urétrites chroniques sont entretenues par une phlegmasie des
organes digestifs. Il est inutile de faire remarquer
que, dans cette nuance, les stimulans doivent
être sévèrement proscrits.

Avant d'entreprendre la guérison d'une urétrite chronique, on doit avoir la précaution, comme le prescrit Bell, d'introduire une sonde dans la
vessie, pour s'assurer de l'état du canal de l'urètre.

Le traitement de la phlegmasie de la membrane muqueuse génito-urinaire, chez la femme,
présente les mêmes indications thérapeutiques
que celui de l'urétrite chez l'homme.

2° Traitement des ulcérations primitives des parties
génitales.

Dans l'état actuel de nos connaissances, peut-on
établir rigoureusement le cas où l'on doit se borner à l'emploi des topiques pour combattre les
ulcérations syphilitiques, et ceux où il y a nécessité de recourir aux mercuriaux ? En traçant,
pour cette question pratique, des préceptes basés
sur notre faible expérience, on serait en droit
de nous taxer de présomption ; quoi qu'il en soit
nous allons faire connoître la conduite que nous
tenons dans cette circonstance.

Une ulcération syphilitique récente doit être
combattue d'abord par la méthode antiphlogistique et les topiques ; si, après s'être progressivement améliorée, elle diminue et disparaît insensiblement, on doit être aussi tranquille sur les
résultats ultérieurs que si elle avait été combattue
par la méthode ordinaire ; il serait même alors,
à notre avis, inutile et même nuisible de soumettre, par précaution, le malade à un traitement
mercuriel.

Ainsi, si nous étions appelé à traiter un individu jeune, sanguin, jouissant de l'intégrité de
toutes les fonctions, atteint pour la première
fois d'ulcères vénériens au pénis, nous débute-
rions, si les circonstances étaient favorables, par
une saignée générale. Le malade serait mis à l'u-

sage d'un régime composé d'alimens légers, de
facile digestion ; on lui prescrirait, tous les deux
ou trois jours, un bain tiède ; pour boisson, à ses
repas, l'eau tiède ; et pour tisane, une décoction
de chien-dent, édulcorée avec le sucre ou un sirop
quelconque. On entretiendrait la liberté du ven-
tre par des lavemens rendus émolliens, suivant
l'opportunité, en substituant à l'eau la décoction
de graines de lin. La partie malade serait bassinée,
plusieurs fois par jour, avec la décoction de ra-
cine de guimauve. Si l'inflammation était très-
intense, on ferait une application de quelques
sangsues le long du pénis, qui serait réitérée
aussi souvent que la même indication se présen-
terait. Si, au contraire, l'ulcère prenait un aspect
pâle, il serait pansé avec une pommade composée
avec le cérat récent dans lequel on ajouterait,
suivant les circonstances, l'oxide de fer, le calo-
melas ou l'onguent mercuriel. Par l'usage de ces
seuls moyens, on parvient souvent à obtenir la
cicatrisation des ulcères primitifs.

La gastro-entérite vient quelquefois entraver
la marche des ulcères vénériens, et leur communiquer un caractère inflammatoire qui retarde
singulièrement leur guérison. Cette complication
doit faire modifier le traitement ; mais elle s'observe rarement lorsqu'on suit les précautions que
nous venons d'indiquer.

Lorsque le traitement local et antiphlogistique
ne réussit pas à procurer, en peu de jours, la

guérison des ulcères primitifs, il favorise toujours l'action des révulsifs dont on ne doit pas retarder davantage l'application, si rien ne s'oppose à leur emploi.

Si au lieu d'un individu affecté pour la première fois, on était consulté par un malade ayant déjà eu une ou plusieurs maladies vénériennes, traitées efficacement par le mercure, et que ce traitement n'eût laissé à sa suite aucune trace de phlegmasie dans les viscères, on devrait avoir recours à la même méthode, après avoir toutefois commencé le traitement par les antiphlogistiques ; et, quoique ces derniers moyens eussent procuré seuls la cicatrisation des ulcères, peut-être serait-il convenable de recourir au traitement mercuriel comme à un puissant moyen révulsif, propre à prévenir la récidive de la maladie.

Quoique je considère le mercure comme celui de tous les moyens anti-vénériens dont l'action énergique offre le plus de chances favorables, il est cependant des circonstances où l'on doit lui préférer les préparations d'or, les sudorifiques, etc.

Si le malade était très-impressionnable, ou qu'il fût actuellement en proie à une phlegmasie organique quelconque, et si, surtout, les antiphlogistiques et les mercuriaux lui avaient déjà été administrés sans succès, avant de recommencer un autre traitement, il faudrait, par un régime convenable, chercher à modifier la suscep-

tibilité de ses organes, ou, par des moyens thérapeutiques, détruire les foyers d'irritation dont ils
seraient le siége. Après avoir ainsi paré à la contre
indication des stimulans, on tente l'essai de l'un
d'eux, en dirigeant son choix sur celui qui paraît
le mieux adapté aux circonstances. Quelle que
soit la substance qu'on aura préférée, son action
devra être surveillée attentivement, pour en
suspendre l'usage à la moindre commotion arté-
rielle; et si, après plusieurs tentatives, on re-
marquait une stimulation trop forte, plutôt que
de s'opiniâtrer à combattre, par le même moyen,
un mal toujours renaissant, une saine doctrine
prescrit d'en abandonner l'usage, pour essayer
d'un autre moyen énergique.

On ne saurait disconvenir qu'en pareil cas il
faut que le médecin soit doué de beaucoup de
pénétration et d'un tact particulier, pour distinguer la méthode de traitement la mieux appro-
priée à chaque espèce de maladie : il faut bien
se pénétrer d'une vérité trop méconnue en médecine, c'est que pour la syphilis, comme pour
un grand nombre de maladies, on ne saurait tracer
de méthode thérapeutique absolue : les moyens
doivent varier en raison des individus et de mille
circonstances; car rien n'a peut-être plus nui aux
progrès de l'art que la médecine des formules.

Chez les malades doués d'un tempérament avec
prédominence lymphatique, peu ou point impressionnables, anémiques, je n'hésiterais pas à

traiter, de prime abord, les ulcérations par les
mercuriaux. En effet, chez ces sujets ce métal
produit rarement les désordres qu'on observe si
souvent lorsqu'on l'administre chez les individus sanguins ou irritables. S'il existait alors des
motifs pour ne pas l'employer, on pourrait lui
substituer toute autre substance, les préparations d'or, par exemple.

Un individu d'un tempérament éminemment
lymphatique, ayant déjà eu plusieurs maladies
vénériennes, qui avaient cédé avec facilité aux
préparations mercurielles, contracta des ulcères
au pénis à la suite d'un coït impur. Après quelques jours de régime, la liqueur de Van Swieten
lui fut administrée. Après quelques prises, on fut
obligé d'en cesser l'usage, par suite de douleurs de
poitrine qu'elle développa. Les frictions que nous
employâmes avec beaucoup de ménagement
n'ayant pas mieux réussi, nous essayâmes tour-
à-tour des antiphlogistiques seuls, des sudorifiques, etc., sans obtenir plus de succès. Enfin,
après quelques jours de repos, le chlorure d'or
et de sodium fut administré en frictions sur la
langue à la dose d'un dixième de grain qui fut
porté progressivement jusqu'à un quart. On em-
ploya de cette manière sept grains de ce sel qui
suffirent pour procurer une guérison solide au
bout de 55 jours.

Depuis, nous avons eu plusieurs occasions
d'employer le même moyen dans des circonstan-

ces à-peu-près semblables, et presque toujours avec efficacité.

Si l'on rencontre quelquefois des sujets sur lesquels les mercuriaux et les autres stimulans produisent une impression peu manifeste, il en est qui sont doués d'une si grande susceptibilité que chez eux les modificateurs les plus faibles développent des phlegmasies. L'opium, combiné aux émolliens et aux antiphlogistiques, à un régime végétal et lacté, aux bains, etc., modifie quelquefois cet état d'éréthisme, et peut même permettre, au bout d'un certain laps de tems, l'emploi de la méthode révulsive.

Un officier du 56me régiment de ligne, M. M..., doué d'une grande irritabilité nerveuse, ancien militaire quoique jeune encore, contracta, pour la première fois, en 1823, une affection syphilitique caractérisée par des ulcères au pénis. Il fut admis à l'hôpital militaire de Metz, où on lui administra, à un jour d'intervalle, douze frictions mercurielles d'un demi gros chacune. Ce traitement fut secondé d'un régime sévère, des bains et des boissons délayantes. Malgré toutes les précautions, il se manifesta une gastro-entérite qui nécessita la suspension de tout traitement. Cependant, l'ulcère qui avait disparu dès les premières frictions, reparut et s'étendit rapidement. On le traita par les topiques émolliens, et en peu de jours il reprit les dimensions et tous les caractères qu'il avait présentés lors de l'entrée du malade à l'hôpital. Lorsque la gastro-entérite eut cédé, on administra la liqueur de VAN SWIETEN, à la dose d'un huitième de grain. L'ulcère diminua insensiblement et fut bientôt cicatrisé. Cependant, cette médication ne tarde pas à développer des douleurs au thorax, qui se propagent aux os du crâne et des extrémités ; quelques pustules rares se manifestent sur la poitrine et sur le front. On cesse alors l'usage de la liqueur, et, après un mois environ de repos et d'un régime tempérant, on administre en frictions sur la langue, le chlorure d'or et de sodium, qu'on est bientôt obligé de suspendre, parce que son usage développe des troubles dans la circulation. On revient au régime et aux bains, et le calme renaît. Au bout de quelque tems, on administre les sudorifiques combinés à l'opium, et néanmoins les douleurs persistent encore. Cependant, la persévérance du régime, des bains et des opiacés ayant produit un peu de rémission, M. M..., après onze mois de séjour à l'hôpital, réclame sa sortie qui lui est accordée. L'usage du lait, des bains, quelques distractions, et un mois de séjour à la campagne, ayant produit une amélioration notable dans sa santé, cet officier obtient une convalescence de trois mois qu'il a passés dans sa famille, dans un département méridional, d'où il est revenu bien portant.

Il est probable que la plupart des accidens éprouvés par M. M... doivent être attribués aux diverses médications excitantes auxquelles on l'a soumis. L'interruption de tout traitement, l'abandon du malade aux seuls efforts de la nature, secondés par un bon régime, auraient vraisemblablement suffi pour lui procurer, en moins de tems, une guérison qu'il a achetée par tant de souffrances.

Le traitement local a, dans les ulcères, une importance moindre que dans l'urétrite ou l'adénite, mais ne doit cependant pas être négligé. Quelques chirurgiens, en Angleterre surtout, lui accordent trop de valeur tandis que bien d'autres prescrivent, fort mal-à-propos, de s'abstenir de toute espèce de topique. Si un pansement méthodique est, la plupart du tems, impraticable pour les ulcères du pénis, on peut y suppléer par des soins de propreté, des lotions réitérées, des bains, quelquefois des cataplasmes émolliens ou narcotiques, suivant les circonstances, des saignées locales. C'est en cela que consiste le traitement le plus judicieux des ulcères vénériens des membranes muqueuses. Ceux qui ont leur siége à la peau, lorsqu'ils sont susceptibles d'être pensés, ne réclament pas des moyens différens de toutes les lésions de continuité.

Dans la période inflammatoire des ulcères, les applications de corps gras doivent être proscrites. Mais dans les ulcères blafards, indolens, une pommade composée avec le cérat, dans lequel on incorpore le précipité rouge, le calomel ou l'oxide de fer, peut avoir son degré d'utilité. On peut utilement la remplacer par des lotions faites avec une solution de sulfate de cuivre ou de deuto-chlorure de mercure. Nous avons employé alors avec avantage le nitrate d'argent. De légères applications de ce caustique sur les ulcères suffisent presque toujours pour les ramener dans les conditions favorables à la cicatrisation.

La cautérisation des ulcères vénériens dès leur apparition est une méthode infidelle et dont les expériences de BELL ont démontré tout le danger. Tous les praticiens reconnaissent l'importance du régime et de toutes les précautions hygiéniques pendant le traitement des ulcères vénériens, quelle que soit la méthode dont on ait fait choix.

3° Traitement des bubons primitifs et sympatiques. — (Adénites.)

Tous les médecins sont aujourd'hui à-peu-près d'accord sur l'inutilité de faire suppurer les engorgemens des ganglions, soit qu'ils se développent spontanément à la suite d'un coït impur, soit qu'ils accompagnent les phlegmasies ou ulcérations vénériennes des membranes muqueuses, ou de la peau qui les avoisine; soit qu'ils succèdent à ces phlegmasies, la suppuration n'élimine pas la matière morbifique; elle n'est donc pas nécessaire; tous les efforts du médecin doivent tendre, au contraire, à éviter cette terminaison qui retarde la guérison. La nécessité de la résolution étant démontrée, quels sont les moyens les plus efficaces pour l'obtenir? La conduite à tenir dans cette circonstance varie en raison de l'état aigu ou chronique de l'adénite.

Un bubon survenu à la suite du coït, et existant comme unique symptôme syphilitique, s'il est caractérisé par une inflammation manifeste, réclame l'emploi des applications réitérées de sangsues, de cataplasmes, enfin des antiphlogistiques. On devrait se conduire de la même manière pour celui qui accompagnerait l'urétrite ou des ulcères du pénis. Quelquefois alors une saignée générale, pratiquée au début d'une adénite chez un individu jeune, fort et sanguin, devient nécessaire.

L'emploi judicieux de la méthode antiphlogistique suffit, le plus souvent, pour obtenir la résolution d'une adénite aiguë, elle a encore l'avantage d'assurer le succès des révulsifs et des topiques excitans qui sont quelquefois indiqués dans la nuance chronique.

Lorsque, malgré l'emploi des moyens que je viens d'indiquer il s'est formé une collection purulente, l'adénite rentre dans la classe des phlegmons ordinaires, et ne réclame pas une méthode de traitement différente. Je ferai remarquer seulement que lorsque la fluctuation est évidente, on doit se hâter de donner issue au pus par une ponction.

Que l'adénite ait été primitivement indolente, ou que, par l'emploi des antiphlogistiques, celle qui était aiguë dans le principe ait été amenée au mode chronique, les moyens thérapeutiques sont dans les deux cas identiques. Dans cette nuance, qui constitue souvent une maladie qui réclame beaucoup de patience, tant de la part du médecin que du malade, on ne doit pas renoncer entièrement aux moyens antiphlogistiques, tels que les applications émollientes, secondées de petites émissions sanguines locales réitérées à de courts intervalles ; cette pratique procure souvent de grands avantages. Lorsque la tumeur est complettement indolente, l'application d'un emplâtre vésicatoire a été quelquéfois très-favorable ; mais il peut arriver aussi qu'il en détermine la suppuration. Dans les mêmes circonstances, les frictions faites avec l'onguent mercuriel, ou la pommade iodurée, peuvent procurer des succès, mais ces applications doivent être suspendues lorsque les engorgemens s'échauffent et deviennent douloureux. C'est sans doute de la même manière qu'agissent les emplâtres prétendus fondans dont l'usage, si borné aujourd'hui, était presque général autrefois.

Le traitement mercuriel devient-il nécessaire dans les adénites pour prévenir le développement des affections secondaires ? Si par l'emploi des antiphlogistiques on a obtenu leur résolution, il est au moins superflu d'avoir recours à ce métal dont l'action sur les viscères peut donner lieu à des inflammations plus ou moins graves. On l'administre, au contraire, avec quelque avantage à titre de révulsif dans les adénites chroniques, en prenant la précaution d'en graduer les doses suivant la susceptibilité des malades et l'influence qu'il exerce sur l'affection locale.

Quelquefois l'adénite qui s'est terminée par suppuration, soit que l'ouverture en ait été abandonnée à la nature, soit qu'elle ait été pratiquée par l'instrument tranchant, offre bientôt un vaste ulcère, parsemé de callosités, d'un aspect grisâtre, dont les bords décollés sont durs et frangés et qui fournit au lieu de pus une sanie ichoreuse. Dans cet état de choses, c'est encore aux applications émollientes qu'on devra recourir plutôt qu'aux excitans de toute espèce qu'on est dans l'usage de prodiguer, cette pratique nuisant toujours parce qu'elle tend à perpétuer l'inflammation.

La pourriture d'hôpital se développant presque toujours sous l'influence d'une irritation gastro-intestinale, c'est sur le traitement méthodique de cette dernière affection qu'on devra fonder les plus grandes espérances de guérison; la liqueur de LABARRAQUE, employée avec succès dans cette circonstance par MM. GORSSE et BOBILLIER, peut être d'un utile secours dans le traitement local.

4° Traitement des phlegmasies syphilitiques primitives de
la peau. — (Ephélides, pustules.)

M. LAGNEAU, et beaucoup de médecins, prétendent que le traitement mercuriel est toujours
indiqué dans le traitement des pustules. Cette
prescription est trop absolue : il arrive souvent
que ce symptôme, lors même qu'il doit son origine à la contagion syphilitique, reconnaît pour
cause déterminante la malpropreté du corps.
En effet, on l'observe le plus souvent chez les
malheureux, chez ceux qui sont peu soigneux
de leur personne ; alors les bains et un régime
tempérant suffisent pour faire disparaître ces
éruptions. Lorsqu'elles résistent à ces moyens et
aux antiphlogistiques, s'il n'existe pas de contre indication, on peut administrer les préparations mercurielles. Enfin, il se présente des cas
où les bains hydrosulfureux, de vapeurs sulfu-
reuses ou mercurielles sont indiqués, mais on
doit user, avec beaucoup de précaution, des
derniers à cause des accidens qui peuvent résulter de l'action du mercure à l'état de vapeur.

5° Traitement des végétations primitives des parties
génitales,

Les végétations sont rarement primitives.
Lorsqu'elles sont le résultat d'une infection récente, on doit, comme le remarque SWEDIAUR, les

considérer comme une maladie purement locale, et chercher à les détruire au moyen des topiques. Cette pratique ne doit pas, cependant, être employée indifféremment dans toutes les circonstances. En effet, il est des végétations volumineuses et douées d'une grande sensibilité, qu'il convient, avant tout, d'attaquer par des applications réitérées de sangsues, par les émolliens; et lorsqu'elles sont flétries, décolorées, on les enlève avec l'instrument tranchant, si elles ont beaucoup de volume, ou si elles en ont peu on les détruit par le nitrate d'argent, le fer incandescent, comme le pratiquait M. CULLERIER dans son hôpital, ou avec la poudre de sabine, incorporée dans un corps gras, comme le conseillent d'autres chirurgiens.

Ces productions ont une grande disposition à répulluler, et les cautérisations multipliées ne suffisent pas toujours pour les détruire complettement. Il y aurait quelquefois des inconvéniens graves à s'opiniâtrer dans ces manœuvres qui peuvent amener des dégénérescences organiques. Le meilleur moyen d'empêcher leur reproduction est de pratiquer ces cautérisations avec ménagement, de les suspendre lorsqu'elles développent de l'irritation, et de n'y revenir qu'après avoir combattu l'inflammation locale.

Lorsque la forme de ces tumeurs permet de les lier, on doit préférer ce moyen à tout autre. Un traitement mercuriel étant, le plus souvent, sans action sur elles, ne doit jamais être employé, parce qu'il aurait, suivant la remarque de Bell, plus d'inconvéniens que d'avantages.

FIN.

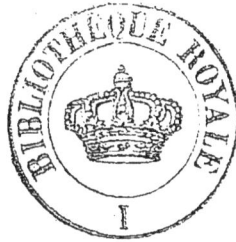

TABLE DES MATIÈRES.

FIN DE LA TABLE DES MATIÈRES.

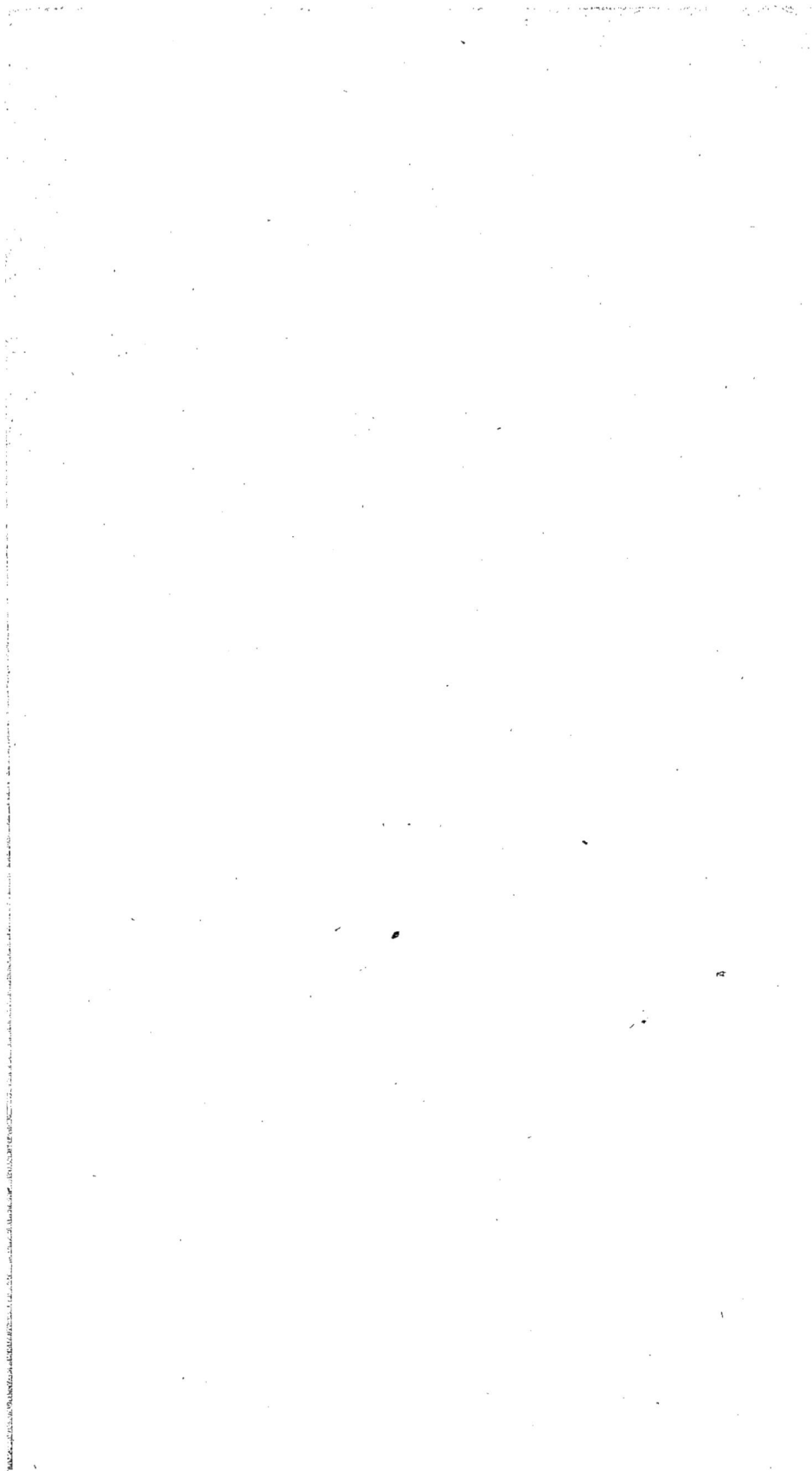

www.ingramcontent.com/pod-product-compliance
Lightning Source LLC
Chambersburg PA
CBHW062032200326
41519CB00017B/5014